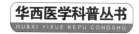
华西医学科普丛书
HUAXI YIXUE KEPU CONGSHU

快刀斩病魔
——"快捷"的日间手术

主　编　马洪升　　戴　燕　　赖小琴
副主编　胡　海　　雷甜甜　　王　瑾

U0251764

四川大学出版社
SICHUAN UNIVERSITY PRESS

图书在版编目（CIP）数据

快刀斩病魔："快捷"的日间手术 / 马洪升，戴燕，
赖小琴主编． — 成都：四川大学出版社，2023.11
（华西医学科普丛书）
ISBN 978-7-5690-6495-7

Ⅰ．①快… Ⅱ．①马… ②戴… ③赖… Ⅲ．①外科手
术—普及读物 Ⅳ．① R61-49

中国国家版本馆 CIP 数据核字（2023）第 225287 号

书　　名：快刀斩病魔——"快捷"的日间手术
　　　　　Kuaidao Zhan Bingmo——"kuaijie" de Rijian Shoushu
主　　编：马洪升　戴　燕　赖小琴
丛 书 名：华西医学科普丛书

丛书策划：侯宏虹　周　艳
选题策划：周　艳
责任编辑：周　艳
责任校对：张　澄
装帧设计：叶　茂
责任印制：王　炜

出版发行：四川大学出版社有限责任公司
　　　　　地址：成都市一环路南一段 24 号（610065）
　　　　　电话：（028）85408311（发行部）、85400276（总编室）
　　　　　电子邮箱：scupress@vip.163.com
　　　　　网址：https://press.scu.edu.cn
印前制作：四川胜翔数码印务设计有限公司
印刷装订：四川省平轩印务有限公司

成品尺寸：148mm×210mm
印　　张：4.75
字　　数：104 千字

版　　次：2023 年 11 月 第 1 版
印　　次：2023 年 11 月 第 1 次印刷
定　　价：28.00 元

扫码获取数字资源

四川大学出版社
微信公众号

编委会

主　编　马洪升　戴　燕　赖小琴

副主编　胡　海　雷甜甜　王　瑾

编　委　（按出现顺序排序）

<table>
<tr><td>胡　海</td><td>四川大学华西医院</td></tr>
<tr><td>赖小琴</td><td>四川大学华西医院/四川大学华西天府医院</td></tr>
<tr><td>孙义元</td><td>四川大学华西医院</td></tr>
<tr><td>江瑞连</td><td>四川大学华西医院/四川大学华西天府医院</td></tr>
<tr><td>熊　桓</td><td>四川大学华西医院/四川大学华西天府医院</td></tr>
<tr><td>雷甜甜</td><td>四川大学华西医院</td></tr>
<tr><td>朱　敏</td><td>四川大学华西医院</td></tr>
<tr><td>陈玉娟</td><td>四川大学华西医院/四川大学华西天府医院</td></tr>
<tr><td>李正正</td><td>四川大学华西医院/四川大学华西天府医院</td></tr>
<tr><td>王　嘉</td><td>四川大学华西天府医院</td></tr>
<tr><td>曾国军</td><td>四川大学华西医院/乐山市人民医院</td></tr>
<tr><td>冯会芳</td><td>成都天府新区禾品仁济体检有限公司</td></tr>
</table>

曾奕灵	四川大学华西临床医学院
宋应寒	四川大学华西医院
李全生	四川大学华西医院
冉隆耀	四川大学华西医院
刘文能	成都市中西医结合医院
陆安清	四川大学华西医院
季洪淼	四川大学华西医院
吕　丹	四川大学华西医院/四川大学华西天府医院
杨奉玲	绵阳市中心医院
祝　佼	重庆医科大学附属第二医院
郑永波	四川大学华西医院
林　佩	四川大学华西天府医院
张嘉妮	四川大学华西医院/四川大学华西天府医院
张雨晨	四川大学华西医院/四川大学华西天府医院
胡晓宜	四川大学华西医院/成都上锦南府医院
成　俊	四川大学华西医院/四川大学华西天府医院
泽绒他机	四川大学华西天府医院

|什么是日间手术?

一、日间手术是一种手术吗?

日间手术,又叫当日手术,不是一种手术的名称,而是手术前后不需要让患者留住超过24小时的医疗模式。如果您听到医生说某种病需要日间手术,其并不是指手术的方式,而是这种病需要手术但整个住院时间通常不超过24小时。准确来说,日间手术是指患者在24小时内入院完成手术或操作并出院,对于由于病情需要的患者,住院最长时间不超过48小时。

二、日间手术病房是一个独立的病房吗?

这倒不一定!

日间手术病房管理的模式,在不同的医院有所不同。有些医院采取集中收集中治模式,患者统一先在日间手术中心预约,再由各科派医生到日间手术室执行手术;有些医院推行分散收分散治模式,各科病房拿出一定床位用于日间手术;还有些医院采取集中收分散治模式，由日间手术中心统一收患者，再分到各专科实施日间手术，患者出院后由日间手术中心统一随访。无论哪种模式，都是一个理念：用最短的时间达到手术治疗的目的。

不同医院进行日间手术的模式不同，因此并不是收入"日间病房"的患者才做日间手术。

三、日间手术有哪些优势？

日间手术有着通常24小时内出入院、减少亲属陪伴住宿等特点，日益受到患者青睐。目前大部分日间手术大概一个小时左右，当天或次日就可以出院回家康复，而传统的手术至少需要1个星期。

四、住院时间缩短了，观察时间就少了，会不会使手术后风险增加呢？

虽然听起来好像是这样，但实际上却不是。因为日间手术对医疗安全要求比传统手术更严格。

以四川大学华西医院为例，作为国内较早开展日间手术的医院，其建立了一套完整的日间手术管理体系和安全保障体系，取得了良好效果。安全是日间手术的重中之重，安全保障体系贯穿于患者入院前、手术前、手术中和手术后等全部流程。为了保障患者出院后的康复安全，医院还构建了完善的日间手术社区康复系统。

五、如果患者回家了出现问题，有没有什么紧急的措施呢?

开展日间手术的医院，需要制定住院期间应急预案和出院后应急预案，如果患者回家了出现问题，通常可通过绿色通道迅速得到治疗。

（胡海　赖小琴）

目　录

第三章
乳腺包块日间手术

第四章
大隐静脉曲张日间手术

第五章
胆囊结石日间手术

第六章

胃息肉日间手术

第七章

肠息肉日间手术

第八章
腹股沟疝日间手术

第九章
小儿疝气日间手术

第十三章

—————— 耳前瘘管日间手术 ——————

第十四章

—————— 鼻窦炎日间手术 ——————

第十五章
白内障日间手术

第十六章
输尿管结石日间手术

第一章
腰椎间盘突出症日间手术

腰椎间盘突出症治不好可咋办？
方法总比问题多！

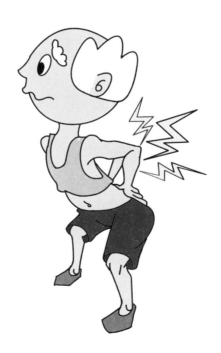

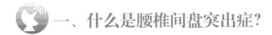

从屁股到脚后跟，都在痛，又痛又麻！腰也弯不得，掉个东西都捡不到！

一、什么是腰椎间盘突出症？

要想了解什么是腰椎间盘突出症，首先要清楚脊柱的构成：脊柱由脊骨（椎骨）组成，每个椎骨之间有起"减震"作用的椎间盘。椎间盘有一个坚韧的外层纤维软骨，一个柔软、果冻样的内部（即髓核），可以简单理解为"夹心饼干"。"夹心"为椎间盘，外层包了一层有弹性的保护环；"饼干"为椎体。如果椎间盘受到来自上下椎体的突然挤压，想象一下用力捏饼干，保护环承受不了"夹心"的张力，外层可能被撕裂，髓核可能钻过包裹组织的裂隙，使得部分髓核膨出（突出），也就是"夹心"超过了饼干的边缘（图1-1）。这种"夹心"的外凸可以压迫、刺激甚至损伤两侧的神经根，严重的有可能损伤后方的脊髓。腰椎间盘破裂或突出常引起腰背痛，下肢疼痛、麻木。类似的，如果颈部椎间盘破裂或突出（称为颈椎间盘突出），则可能导致颈肩痛。可能有人会问，那胸椎呢？是极少的，半数以上胸椎间盘突出是外伤所致。

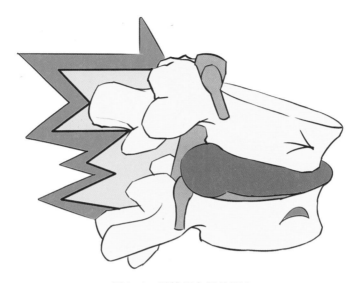

图1-1 腰椎间盘髓核膨出

二、为什么还没老就"腰突"了呢?

导致腰椎间盘突出症的因素有很多(图1-2)。

(一)年龄

腰椎间盘突出症最常累及30～50岁人群,因为在这个年龄段,椎间盘的包裹组织强度下降,作为社会的主要劳动力,这个年龄段人群腰杆也承载着各种不同压力。果冻样的髓核在剧烈受压的情况下可穿过包裹组织上的裂隙或薄弱部位,膨出到外部。而50岁以后,椎间盘的髓核开始变硬,不再容易突出。

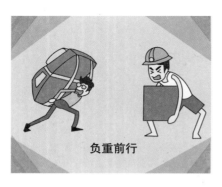
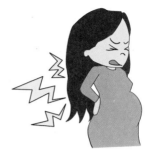

负重前行

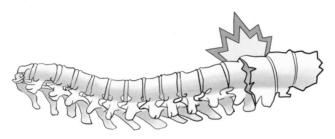

图1-2　导致腰椎间盘突出症的因素

（二）创伤/损伤

腰椎间盘突出症可以由突然的创伤引起，也可以由日积月累的小损伤引起。肥胖或搬重物，尤其是不正确的搬运姿势，会增加腰椎间盘突出症发生风险。

（三）个体化因素

比如先天发育情况、种族、遗传、性别（男女比例高达5∶1）、职业（白领及其他久坐久站等人群易发）。

（四）妊娠

妊娠时期子宫增大增重，孕妇挺着肚子，腰椎往前突出更明显，椎间盘内应力增高；同时，激素水平的变化可导致韧带松弛，而腰背部负荷又较平时增加，因此妊娠会增加腰椎间盘突出症发生风险。

（五）吸烟

吸烟会导致椎间盘的血供减少，营养不足，同时影响免疫系统，激发自身免疫反应，导致椎间盘早期退变。

（六）不正确的运动

剧烈跑跳和大幅度扭转时用力不当可能会诱发腰椎间盘突出症。

三、预防腰椎间盘突出症的日常锻炼方式有哪些?

（一）收腹抬臀

仰卧位屈膝，足跟着地并承重，背部的一小部分区域靠着地板，收缩臀部（抬高离地面1～2厘米），并且收缩腹肌（图1-3）。保持这个姿势10秒，重复20次。

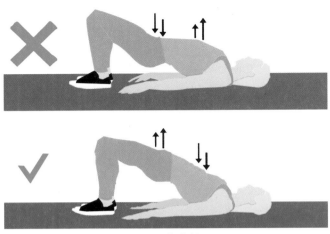

图1-3 收腹抬臀

（二）仰卧起坐

仰卧位屈膝，双脚着地，双手交叉置于胸前，收缩腹肌，缓慢地将肩膀抬离地面约25厘米，同时保持头部向后（下巴不应该接触胸部），然后放松腹肌，缓慢地放下肩膀（图1-4）。做3组，每组10个。

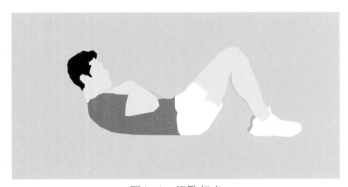

图1-4 仰卧起坐

（三）胸膝伸展

仰卧位平躺，将双手放于一侧膝关节下方并将其拉向胸部（图1-5）。保持这个姿势10秒，缓慢放下。另一侧重复此动作，每侧10次。

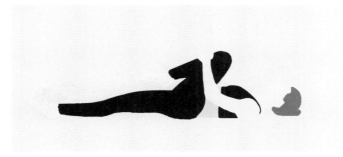

图1-5　胸膝伸展

（四）平板支撑

俯卧位，双肘弯曲90°支撑在地面上，肩膀和肘关节垂直于地面，脚尖着地，身体离开地面，躯干伸直，从侧面看，头部、肩部、胯部和踝部保持在同一平面，腹肌收紧，盆底肌收紧，脊椎延长，眼睛看向地面，保持均匀呼吸（图1-6）。每组保持60秒，每次训练4组，组与组之间不超过20秒。

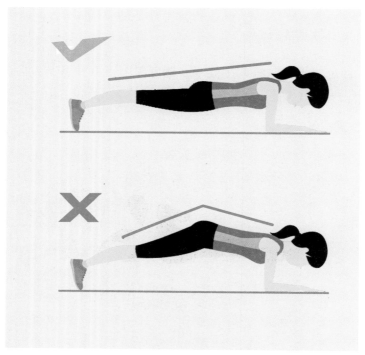

图1-6 平板支撑

需要特别注意的是，动作一定要标准，动作不标准可能就适得其反了！

四、体检报告显示腰椎间盘膨出或者突出，需要手术吗？

一些人影像检查结果会显示腰椎间盘膨出或突出（图1-7），这时候他们可能会很困惑或者担心自己是不是腰椎间盘突出了？不！影像学显示的腰椎间盘膨出或者突出与通常所讲的腰椎间盘突出症还是有一定区别的。椎间盘周围纤维环组成的保护环具有一定的弹性和收缩功能，只有保护环完全破裂后压迫神经或者脊髓，导致相应的症状，才能够称为腰椎间盘突出症。体检发现无症状的腰椎间盘膨出或者突出时，只需要加强腰背肌的锻炼，就可以有效地预防腰椎间盘突出症。

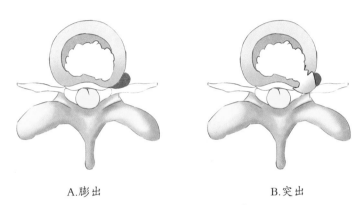

A.膨出　　　　　　　　　　　B.突出

图1-7　腰椎间盘膨出和突出

五、什么情况下腰椎间盘突出症需要做手术？

大部分腰椎间盘突出症患者可在大约6周内不通过手术而自行恢复，保守治疗无效或者出现进行性或严重的神经系统受损症状时才考虑手术治疗。要警惕"民间奇方"（图1-8）。保守治疗包括：避免重体力劳动或剧烈运动、物理疗法、药物治疗。物理疗法包括超短波、微波电疗，低中频脉冲，远红外热疗等，对部分患者有一定疗效。药物治疗如使用抗炎镇痛药、糖皮质激素、麻醉药物（打封闭针）等可缓解疼痛。

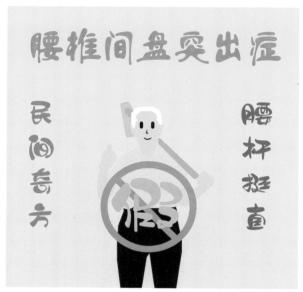

图1-8　警惕"民间奇方"

以下情况下需要考虑手术治疗：

（1）持续性或进行性加重的神经系统损害，尤其是腰椎神经根病引起无力、反射功能受损时；

（2）脊髓或马尾神经急性受压综合征；

（3）剧烈的、难治性神经根痛或感觉缺损。

六、是不是做手术就治好了？能不能彻底根治？

时光不会倒流，没有"返老还童"，退变的椎间盘也不会通过手术就焕然一新。大多数手术只是缓解了腰痛的症状，对压迫的神经进行"消炎"或者"打麻药"，部分微创手术是切除突出的椎间盘，但是破碎的纤维环是没法修复的。如果没有很好地保护腰椎或者存在不良的生活习惯、职业病等，腰椎间盘突出症还会再次复发。所以手术只是第一步，不会一劳永逸，术后的康复锻炼更有帮助！用好自己的椎间盘，保持良好的生活和工作习惯，戒烟限酒，适当补钙和定期运动是对椎间盘最好的保护！

七、网上一些人说腰椎间盘突出症者睡硬板床比较好，是不是呀？

当然不是！每个人的脊柱都是"S"形曲线，怎么能跟一条直线贴合呢？睡硬板床不仅不能缓解腰痛，甚至可能加重。而且睡久了更是不可能把突出的椎间盘压回去。当然，太软的弹簧床也不适合，选择相对贴合脊柱的才比较好。还有，绝对卧床那也是错误观念！可不要为偷懒找借口。按摩也是比较好的缓解肌肉疼痛的方式，但是能把突出的椎间盘"按"回去的，那可能是真的"江湖神医"，也只有一些"按摩店"打广告虚假宣传才会有。

（孙义元　江瑞连　熊桓）

第二章
甲状腺结节日间手术

100个人中就约有10个有甲状腺结节？别慌！

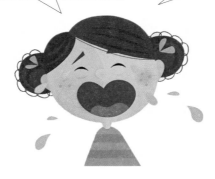

是不是甲状腺癌啊？

这甲状腺结节到底是好是坏？

居然中招了，接下来到底该怎么办呀？

甲状腺结节高发，是癌症吗？

"我今年体检没有什么其他问题，就是查出来了甲状腺结节。""唉，你也查出来甲状腺结节了啊？我也查出来了。"体检查出甲状腺结节越来越频繁地出现在大众的日常生活中，引起了广泛关注。不少人发现，自己平时并没有感觉到任何不适，却依然会在体检中查出甲状腺结节。由于不清楚这背后的缘由，不明白甲状腺结节的危害程度，不了解甲状腺结节与甲状腺癌的相关性，在"谈癌色变"的焦虑中惴惴不安。

一、什么是甲状腺结节？

甲状腺结节是甲状腺疾病中最常见的一种，是人体甲状腺内出现的一种肿块。有结节的甲状腺形态、质地及血供情况都与正常甲状腺有明显的差异，主要与患者体内甲状腺激素分泌不均衡有关。简单说，甲状腺，外形像一只蝴蝶，蜗居在脖子的正中，像盾甲一样守护在气管前方（图2-1）。它能帮助人们长高（骨骼生长）、长脑（智力发育）、燃烧能量（新陈代谢），而常年加班加点、没日没夜地干活，难免出问题，比如长出甲状腺结节。甲状腺结节像一个个圆形的小突起，使甲状腺表面不再光滑。大部分结节是"温和的"，极少部分结节有"坏的"成分，可能引起甲状腺癌。

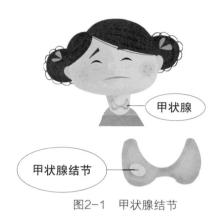

图2-1 甲状腺结节

二、甲状腺结节危险因素有哪些?

甲状腺结节常见于女性。各种遗传因素、碘元素摄入量过低或过高、甲状腺退行性改变、放射暴露史、各种甲状腺基础疾病、微量元素缺乏及肥胖等均可引起甲状腺结节（图2-2）。

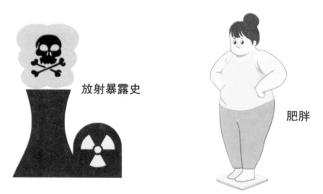

图2-2 甲状腺结节的危险因素

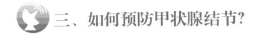

三、如何预防甲状腺结节?

预防甲状腺结节,主要需要做到以下几点。

(一)规律作息

平时注意保持规律的生活作息,避免熬夜、情绪波动过大。

(二)适量运动

运动通常可以提高人体的免疫力,减少疾病的发生,可以选择跑步、游泳等有氧运动。

(三)远离辐射

接触辐射可能会导致甲状腺功能受损,尽量避免接触射线或者电离辐射,降低甲状腺结节发生的风险。

(四)避免服用特殊药物

尽量不要服用容易影响身体代谢的药物,比如减肥药,否则可能会导致身体代谢紊乱,从而增加甲状腺结节发生的风险。

(五)调节饮食

在饮食上通常需要多加注意,碘元素摄入量过多或者过少,都容易引起甲状腺疾病,因此,要合理摄入碘元素,减少对甲状腺功能的影响。

四、怎么知道是否有甲状腺结节？

大多数甲状腺结节患者并不会表现出典型的临床症状，在日常生活中也不会因一些异常感受而怀疑自己患有甲状腺结节，多在体检中发现。少部分良性结节病程较长，结节逐渐长大后引起疼痛、吞咽困难、声音嘶哑、呼吸困难等（图2-3）。当伴随甲状腺激素水平过高时，可能引起甲状腺功能亢进症状（多汗、心跳加快、紧张、体重减轻等）；当伴随甲状腺激素水平过低时，则可能引起甲状腺功能减退症状（疲劳、发冷、记忆力减退、便秘等）。

前下颈部肿块或突出

大结节可引起压迫症状，例如吞咽困难或窒息感

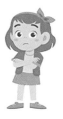
多汗
心跳加快
紧张
体重减轻

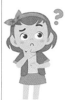
记忆力减退
便秘
皮肤干燥
发冷
疲劳
抑郁

图2-3 甲状腺结节的相关症状

一些甲状腺结节是患者在体检行甲状腺彩超等检查时发现的，没有症状；一些是无意中触摸到颈部肿块发现的；还有一些

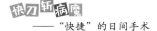

是因为结节长大后出现疼痛、吞咽困难或呼吸困难等症状时，去医院做检查发现的（图2-4）。

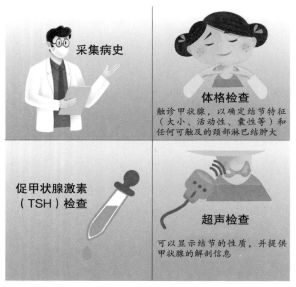

图2-4 甲状腺结节检查

五、甲状腺结节有哪些危害?

患者常常担心甲状腺结节会带来各种严重危害。由于大多数甲状腺结节均属于良性，所以几乎不会对身体健康造成显著的危害。但如果结节在生长过程中体积不断增大，会导致气管、食管的压迫，从而引起相应的不适症状，影响患者的日常生活和生理功能。少部分恶性甲状腺结节会在进展过程中向身体其他部位转移，可能会对患者的生命健康造成威胁。

了解甲状腺结节的具体危害，才能清楚"好的"甲状腺结节和"坏的"甲状腺肿瘤应该怎么处理。

六、彩超检查发现了甲状腺结节，需要立刻进行手术吗？

得了甲状腺结节千万别慌！治疗甲状腺结节，首先要搞清楚结节的良恶性。简而言之，"坏的"结节必须切，必要时还要扩大切；"大的、长得快的"结节必须切；"小的、稳定的"结节不需要切，定期观察即可。

手术治疗：手术切除是癌性甲状腺结节的最佳治疗方法，对引起压迫症状的良性结节也需要进行手术治疗（图2-5）。

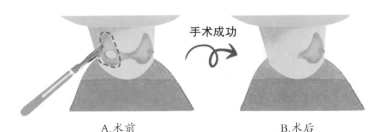

手术成功

A.术前　　　　　　　　B.术后

图2-5　甲状腺结节的手术治疗

七、甲状腺结节日间手术有优势吗？

传统手术治疗模式的低效率与迅速增长的甲状腺手术需求之间的矛盾日益突出，迅速发展的日间手术模式为广大患者提供了一个新的选择。甲状腺结节日间手术可明显缩短患者术前等待时间、住院时间，降低住院费用，术后患者能早日回家，降低院内感染的发生率，更有利于患者的术后恢复。

八、甲状腺结节日间手术患者只住院1天就出院，会不会出院后没人管？

别担心，日间手术出院后医院不会不管患者，相反，出院后医院会安排专人随访，出院后患者也能得到周全的医疗照护和指导！日间手术患者虽然在院时间短暂，但出院后的医疗服务并没有减少。甲状腺结节日间手术患者的随访形式包括门诊复诊、电话访视、小程序推送和人工智能语音随访。

（雷甜甜　朱敏　赖小琴）

第三章
乳腺包块日间手术

进一步乳腺增生，退一步乳腺包块！

惊吓三连击！！！

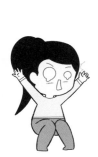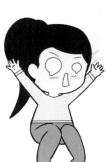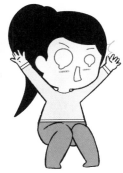

哦吼！
是乳腺增生！

糟了！
是乳腺囊肿！

完了！
是乳腺纤维腺瘤！

一、什么是乳腺包块？

乳腺包块是最常见的乳腺疾病。简单地说，乳腺包块就是乳腺长包了（图3-1）。乳腺包块可作为乳腺纤维腺瘤的首发症状。我们以乳腺纤维腺瘤为例讲解乳腺包块日间手术。

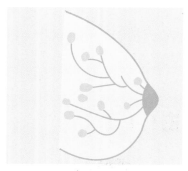
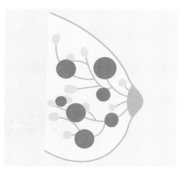

A.正常乳腺组织　　　　　　　　B.乳腺纤维腺瘤

图3-1　正常乳腺组织和乳腺纤维腺瘤

 二、为什么会长乳腺纤维腺瘤？

乳腺纤维腺瘤确切病因现在尚未完全明确，可能与雌激素水平失衡、高脂高糖饮食、家族遗传倾向、精神状态等因素有关，乳腺小叶内纤维组织对雌激素的敏感性异常增高，导致过度增生。乳腺纤维腺瘤是女性最常见的乳腺良性肿瘤，因为发生机制不明确，目前没有有效的预防手段，可通过乳腺包块日间手术治疗，常用术式为乳腺包块微创旋切术。

三、长了乳腺纤维腺瘤怎么办?

对乳腺纤维腺瘤唯一有效的治疗方法是手术切除，且术后预后良好（图3-2）。但若手术方式不当，术后常常会出现乳房外形的破坏，如局部凹陷、瘢痕形成等，影响乳房美观。对于年轻女性多发的乳腺纤维腺瘤的治疗，应根据肿瘤的大小、位置等诸多因素综合考虑，选择不同的手术方式和最佳手术切口。诸如对于靠近乳晕、腋窝及下皱襞的肿块，可选择传统开放手术，既能达到切除肿瘤的目的，又可以保障乳房美观。

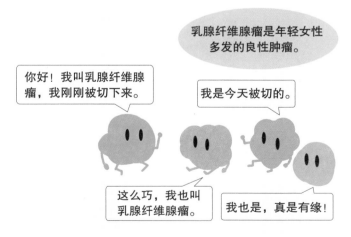

图3-2　乳腺纤维腺瘤病理检查室聚会

四、乳腺包块日间手术后健康教育包括哪些内容?

（一）饮食

术后合理饮食，宜进食清淡、易消化食物，如米饭、面条、蔬菜、水果、肉等。

（二）活动

术后1周内勿剧烈活动，如提重物、进行扩胸运动等。下床时遵循"起床三部曲"：坐起1分钟，双足下垂于床沿坐1分钟，床边站1分钟。术后即可离床活动，病房内行走，以不感劳累为宜。活动时注意防跌倒、坠床。

（三）伤口

保持伤口敷料清洁干燥，绷带加压包扎3～7天，根据手术医生要求门诊复查时取绷带或者自行在家里取绷带。

（四）异常情况

注意观察，如有术区胀痛加剧及出血等异常情况，及时到医院就诊。

（五）病理检查追踪及复查

追踪病理检查结果，出院后14天凭就诊卡取病理报告，遵医嘱复查。

 五、乳腺包块日间手术治疗的误区有哪些？

1.乳腺包块不痛不痒，不需要治疗。

较多患者认为乳腺包块为乳腺疾病众多体征中最常见的体征，通常为无痛性包块，所以无需治疗。这是一个错误认识。因为乳腺肿瘤无论是良性还是恶性，在疾病早期绝大多数都不伴有疼痛，而包块疼痛与否并不是由包块性质决定的，"无痛性包块"并不等同于"良性包块"，要明确包块的性质，必须穿刺活检或者切除活检，进行病理检查。若穿刺活检病理检查明确为良性肿瘤，可以通过影像学检查监测包块的生长变化；若穿刺活检病理检查明确为恶性肿瘤，必须尽快安排进一步的治疗。

2.乳腺包块切除后就一了百了了。

目前手术切除是乳腺包块唯一有效的治疗手段，但治疗手段并不是预防手段。目前包括乳腺纤维腺瘤、乳腺癌等在内的一切乳腺良恶性肿瘤均无有效的预防措施。对于乳腺良性肿瘤，切除包块后的乳腺仍有再生长乳腺包块的可能，需要定期监测随访，若再次出现乳腺包块，还需要进一步治疗；对于乳腺恶性肿瘤，仅仅手术切除包块是远远不够的，还需要进行相应的综合治疗。

所以，无论乳腺包块的性质如何，切除后都不是一了百了了。

3. 乳腺包块切除手术会影响哺乳。

有患者认为，对乳腺包块进行切除手术，无论选择何种手术方式，均会对乳房造成损伤，故术后患者不能进行母乳喂养。这也是一个错误认识。乳腺包块切除术对哺乳功能的损害大小受很多因素影响，诸如包块的位置、深度、和乳头的距离、包块的数目等。通常情况下，切除的包块越多、包块越大、包块和乳头的距离越近、术中腺体及导管损伤越大，术后顺利哺乳的可能性就越小。而若为远离乳头位于腺体周边的包块，即便经过手术切除，对腺体及导管损伤较小，术后患者依然可以保留较好的哺乳功能。

4. 乳腺包块微创旋切术是小手术，术后没有什么并发症。

乳腺包块微创旋切术是在影像技术引导下（多为超声引导下）利用专门的旋切系统对乳腺包块进行逐一旋切清除的过程。虽然手术定位精准，对乳腺创伤较小，但仍有一些术后并发症需要注意，应尽可能避免发生。最常见的并发症为术后出血、血肿形成。该手术不能在直视下止血，需要术后弹力绷带压迫止血，所以术后应避免剧烈活动，降低绷带移位使压迫不力导致血肿形成的风险。

5. 做了手术必须输消炎药。

有患者认为只要是做了手术，都必须输消炎药进行抗菌治疗，才能降低切口感染的风险。但实际上，乳腺包块手术切口为Ⅰ类切口，且手术时间较短，若患者不合并有易导致感染的风险因素（如长期使用皮质类固醇激素、糖尿病等），均不需要常规使用消炎药预防感染。

6. 所有的乳腺包块均可以进行微创旋切。

有患者认为所有的乳腺包块均可以进行微创旋切，这也是一个错误认识。任何手术方式均有相应的适应证和禁忌证，不适宜进行微创旋切术的情况如下：

（1）凝血功能障碍患者；

（2）月经期患者；

（3）乳腺硅胶假体植入术后患者；

（4）伴有粗大钙化的肿块患者；

（5）有靠近腋窝大血管的肿块患者。

（陈玉娟　李正正　王嘉）

第四章
大隐静脉曲张日间手术

你的腿像爬了蚯蚓一样，是不是得了大隐静脉曲张？

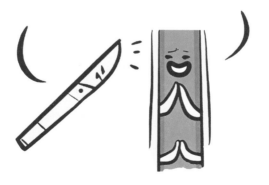

一、什么是大隐静脉曲张?

大隐静脉是人体最长的静脉，从脚背沿着小腿内侧不断往上，经过大腿内侧，一直到大腿根部进入股静脉，将静脉血输送到肺，再到你的小心肝，哦不，小心脏（图4-1）。

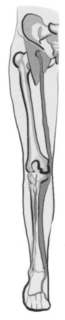

图4-1　大隐静脉曲张

大隐静脉内存在静脉瓣，可以理解为抓鱼时的网篓，让血液向心回流。水往低处流，但是人体站立时大隐静脉血却是往高处流——能"逆天而行"，靠的就是静脉瓣这个类似于水泵的结构（图4-2）。

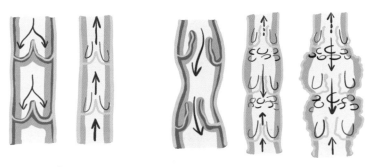

A.正常静脉   B.曲张静脉

图4-2　正常静脉和曲张静脉一览图

大隐静脉曲张，就是因为静脉功能不全（图4-3），长期慢性静脉压力升高，引起下肢浅静脉曲张。下肢静脉曲张高危人群主要有孕妇、教师、厨师、重体力劳动者等（图4-4）。

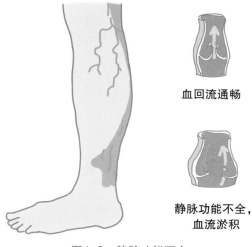

血回流通畅

静脉功能不全，
血流淤积

图4-3　静脉功能不全

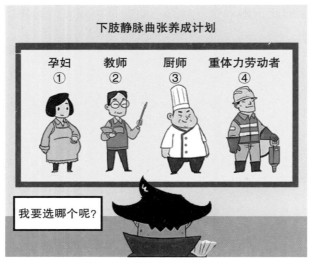

图4-4 静脉曲张高危人群

　　大隐静脉曲张表现出来，就是皮下静脉扩张、延长且迂曲，外观上青筋显露，就是看到的小腿上鼓筋爆胀的样子（图4-5）。

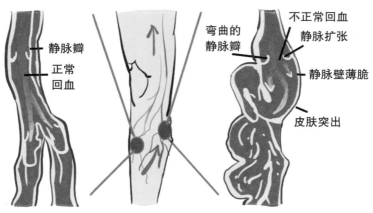

图4-5 "青筋暴露"的原理

　　不仅如此，患上大隐静脉曲张后还可能出现肢体肿胀、疼痛，腿部有沉重感、钝痛（就是那种酸胀的感觉）（图4-6）。

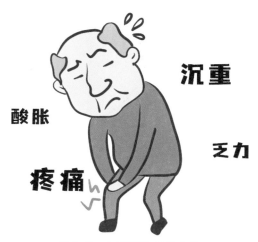

沉重

酸胀

乏力

疼痛

图4-6　大隐静脉曲张症状

　　在大隐静脉曲张患者外观上，还可以看到一些皮肤上的改变，比如湿疹、瘙痒、干燥、紧绷、刺激，肌肉痉挛，甚至皮肤溃疡、出血。

　　大隐静脉曲张早期无症状，或者出现毛细血管扩张，患者无显著不适，但部分患者认为即使没有症状，最轻微的静脉扩张也会影响美观，所以有些患者在没有症状的情况下，也会为了改善外观而治疗毛细血管扩张、网状静脉和小静脉曲张（图4-7）。这种情况下一般进行保守治疗，包括休息时抬高患肢，避免久站久坐，走路穿循序减压静脉弹力袜，以及使用一些帮助静脉回流的药物等。

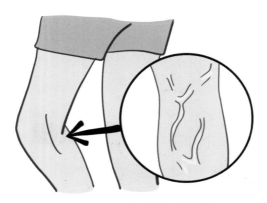

图4-7　下肢大隐静脉曲张的体征

但当大隐静脉曲张到后期，皮肤溃烂形成溃疡，经久不愈，可能还伴有渗液、感染和异味，形成俗称的"老烂腿"时，将会严重影响工作与生活，需要进行科学系统的治疗，一般就包括日间手术这一重要治疗过程（图4-8）。

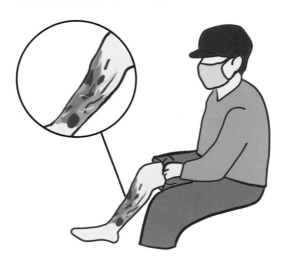

图4-8　"老烂腿"

二、大隐静脉曲张日间手术的指征有哪些?

进行大隐静脉曲张日间手术，首先是要诊断明确，其次是不能有手术禁忌。

手术之前，需要进行腹部静脉和下肢静脉彩超检查，排除下腔静脉、髂静脉的狭窄甚至闭塞，以及下肢深静脉血栓（图4-9）。若下肢深静脉存在严重的反流，也不建议手术。

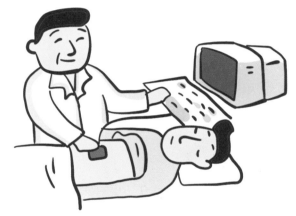

图4-9 大隐静脉曲张患者的彩超检查

如果皮肤溃烂，存在感染，最好控制感染、改善局部溃烂后再考虑手术。

另外，如果存在严重心肺功能问题、有凝血功能异常甚至患有血友病等，也不建议行常规手术，可以选择局部麻醉下硬化剂注射等微创治疗方式。

三、大隐静脉曲张日间手术健康教育包括哪些内容？

（一）术前心理疏导

通常来说，患者在日间手术当天前往医院直接办理入院手续，然后马上进行沟通谈话，接着签字准备手术，术前要进行查体（图4-10）。在医院留给患者的时间其实不多，一些患者可能会感到紧张焦虑，甚至可能出现血压升高、心慌等不适。术前耐心细致的心理护理是有必要的。患者也需要积极配合，去除顾虑，增强战胜疾病、手术成功的信心，并且了解日间手术为微创手术，手术比较快，术后恢复也很快，从而更好地配合手术。

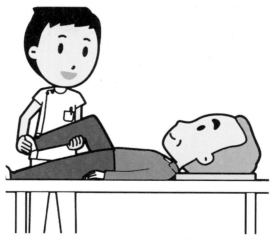

图4-10 大隐静脉曲张患者的查体

（二）避免久站久坐

即使进行了手术，也需要养成良好的生活和工作习惯，经常四处走动，尽量不要久坐或久站，不然可能复发（图4-11）。

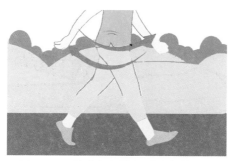

图4-11 养成良好的生活和工作习惯

（三）走路穿循序减压静脉弹力袜

术后建议穿1个月以上的循序减压静脉弹力袜，便于术后肿胀消退、快速恢复（图4-12）。

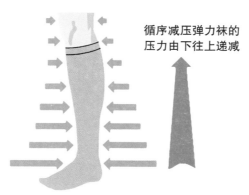

循序减压弹力袜的
压力由下往上递减

图4-12 穿循序减压静脉弹力袜

（四）休息时适当抬高患肢

术后可能存在肢体肿胀，休息时可适当抬高患肢，帮助缓解肿胀症状（图4-13）。

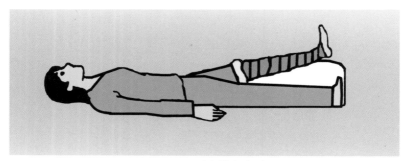

图4-13　适当抬高患肢

（五）药物辅助治疗

术后结合静脉活性药物（如柑橘黄酮片）、活血化淤药物，帮助静脉回流，以便肿胀等症状恢复，减少血栓形成风险。

（六）避免引发皮疹

存在皮肤干燥、瘙痒的患者，可以每天用温和的清洁用品洗腿，不建议用肥皂，肥皂可能加重皮肤干燥。另外，可以在皮肤未干时涂抹保湿乳膏或软膏，凡士林乳膏或软膏效果不错。当然最好在使用其他类型乳膏或软膏前咨询专业医护人员。

四、大隐静脉曲张日间手术治疗的误区有哪些?

1. 大隐静脉曲张是小病,不会出什么大问题。

下肢静脉曲张一般来说不会危及生命,但是随着病程的不断发展,除了静脉曲张,还可能出现湿疹、瘙痒、皮肤色素沉着,严重的会出现皮肤溃烂,有的还会出现破裂出血,因为压力较高,甚至出现大出血,危及生命(图4-14)。大隐静脉曲张患者长期慢性静脉压力升高,出血量有时可能较大且不易止血。因此,对于大隐静脉曲张,如果不及时治疗,长年累月可能产生严重的后果。

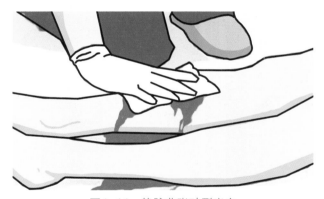

图4-14 静脉曲张破裂出血

2. 静脉曲张就是大隐静脉曲张。

大隐静脉曲张只是静脉曲张的一种,静脉曲张还包括下肢浅静脉曲张、小隐静脉曲张、食管胃底静脉曲张、腹壁静脉曲张等,相对而言浅静脉曲张可以通过肉眼观察到,而食管胃底静脉曲张则需要通过内镜等方式才能发现。大隐静脉曲张术前需要彩超检查评估深静脉、下腔静脉、髂静脉等，排除血栓形成、布加综合征等手术禁忌。因此静脉曲张不等于大隐静脉曲张。

3. 得了大隐静脉曲张不能走路。

走路的时候小腿腓肠肌作为人体的"第二心脏"，有节律地收缩，可以促进静脉血回流。久站久坐等情况下，静脉血淤积，回流受阻，会加重大隐静脉曲张。因此，大隐静脉曲张患者应该注意避免久站久坐。走路可以促进静脉回流，缓解大隐静脉曲张（图4-15）。

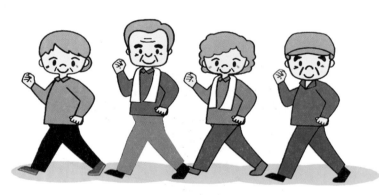

图4-15　走路促进静脉回流

4. 得了大隐静脉曲张要一直行走，不能停。

鼓励大隐静脉曲张患者适当行走，避免久站久坐，但是不代表患者不能坐、不能站（图4-16）。大隐静脉曲张患者不要长时间坐或站就好。

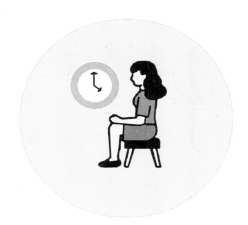

图4-16　静脉曲张患者避免久坐

5. 大隐静脉曲张都可以采用手术治疗。

尽管大隐静脉曲张治疗越来越微创，一些高龄、合并严重心肺疾病以及局部存在溃疡感染等患者还是要慎重。治疗方式有高位结扎点式剥脱、射频消融、硬化剂注射等。

6. 大隐静脉曲张患者应该多泡脚。

大隐静脉曲张是静脉回流障碍，而不是供血不足，因此一些人采取的用泡脚改善微循环的方式来改善大隐静脉曲张是不对的。热水泡脚的时候，下肢血管扩张，反而会增加静脉回流负担。所以，存在大隐静脉曲张的患者要避免用热水泡脚，用温水正常洗脚即可（图4-17）。

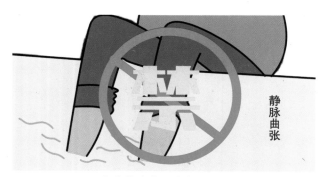

图4-17　大隐静脉曲张患者避免用热水泡脚

7. 大隐静脉曲张术后能马上下床行走。

看手术方式，射频消融、硬化剂注射可以，高位结扎点式剥脱需要卧床休息（图4-18）。

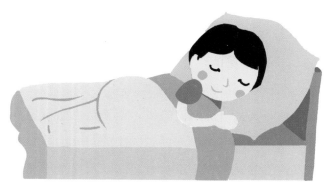

图4-18　大隐静脉曲张患者术后适当卧床休息

（曾国军　冯会芳　曾奕灵）

第五章
胆囊结石日间手术

保胆取石？石头取了，胆不一定保得到！

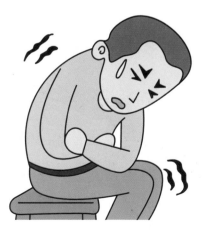

最深刻的领悟

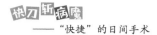

四川吃货最郁闷的事情是什么？

看见红通通的红油火锅不敢动筷子，问怎么了："我有胆囊结石，吃不得油的，吃了肚子就要痛！"

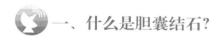 一、什么是胆囊结石?

胆囊结石是最常见的一种胆石症。简单地说，胆囊是参与消化食物尤其是油脂类食物的器官，如其名，它就是一个"囊"，里面装着消化食物的胆汁。胆囊里长了石头，不管它是固醇的还是黑色素的，都是胆囊结石（图5-1）。

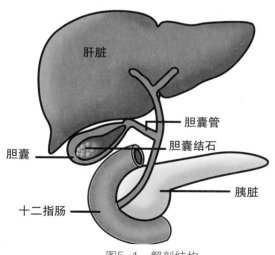

图5-1 解剖结构

二、如何预防胆囊结石?

根据胆囊结石的发病特点可知,胆囊结石的形成与年龄、性别、职业、肥胖、生活习惯、妊娠、肝硬化、糖尿病、高脂血症和胃肠外科营养等均有密切的关系,所以预防胆囊结石要从多方面着手,全面科学地预防。

简单地说,预防胆囊结石主要需要做到以下几点(图5-2):

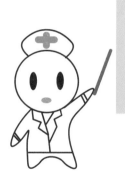

如何预防胆结石

1.食物以清淡为宜,少食油腻和炸、烤食物。
2.保持大便通畅。
3.改变静坐方式,多走路,多运动。
4.保持心理健康,家庭和睦。心情不畅可加重胆囊结石,要做到心胸宽阔、心情舒畅。
总结:有规律地进食(一日三餐)是预防胆囊结石最好的方法。

图5-2 胆囊结石的预防

1. 食物以清淡为宜,少食油腻和炸、烤食物。

2. 保持大便通畅。

3. 改变静坐方式,多走路,多运动。

4. 保持心理健康,家庭和睦。心情不畅可加重胆囊结石,要做到心胸宽阔、心情舒畅。

有规律地进食(一日三餐)是预防胆囊结石最好的方法。

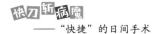

 三、怎么知道是否有胆囊结石?

早期,患者无明显症状,或只有轻微的不典型的消化道症状,此时胆囊结石多半是通过常规体检被发现的。随着病情发展,可出现反复右上腹胀闷或痛,或者突然的上腹部剧痛,此时应该去医院做检查。

一部分得胆囊结石的患者是体检行彩超检查时发现的,没有症状。还有些就是在吃火锅、海鲜自助餐等收不住嘴的时候腹痛不止,去医院做检查发现的。

胆囊结石症状包括胃痛、右上腹痛、背痛、消化不良等。

 四、彩超检查时发现有胆囊结石,要不要赶紧做了?

胆囊结石根据临床症状可分为症状型胆囊结石和无症状型胆囊结石。目前不建议非手术治疗,尤其不建议行保胆取石治疗。

以下胆囊结石患者适宜进行日间手术:

1. 无症状型胆囊结石患者。

2. 术前检查提示胆囊周围炎症渗出不明显,预期炎症不重患者。

3. 既往无腹腔手术史患者。

4. 基础情况较好患者。

目前外科切除胆囊是治疗胆囊结石唯一有效的方式。

五、胆囊结石日间手术后可以进食吗？

腹腔镜胆囊切除术虽然壁切口小、胃肠功能影响小，但是全身麻醉对胃肠道的影响始终是存在的，如果进食过早过快，由于胃肠功能还没恢复正常，食物不能正常消化、吸收，可导致腹胀、呕吐。所以，暂时不行！从术后清醒开始计算时间，没有不舒服的情况下，通常2小时后可喝纯净水，或者专业的营养粉；6小时后可进食稀粥；2周内主要选择清淡饮食，忌过度辛辣、油腻食物。高糖低脂的流质食物如浓米汤、藕粉、软面片、莲子红枣粥等，有利于人体的消化、吸收。尽量少食多餐，进食易消化的食物。一旦有不舒服的表现，暂停进食，等待胃肠道功能的恢复。注意：应尽量少进食或者不进食牛奶、豆浆等容易引起肠胀气的食物。

六、胆囊结石日间手术后应该吃些什么来调理身体？

腹腔镜胆囊切除术后患者由于脂肪消化功能未恢复正常，容易腹泻、消化不良而消瘦。因此，一般术后初期的患者宜进食低脂肪的清淡流质食物，可减少进食量。另外，要少食多餐，定时定量，多吃含维生素丰富的食物，如绿叶蔬菜、胡萝卜、西红柿、青椒等，以及各种新鲜水果，但生吃瓜果、蔬菜之前要洗干净，预防细菌、虫卵从口入。膳食纤维具有减少血液中胆固醇的功能，术后患者可进食含丰富膳食纤维的糙米、芽胚米、蔬菜、海藻等，也可适量进食瘦肉、鸡蛋、鱼虾和豆制品等高蛋白食物，不进食胆固醇含量高的食物（如动物内脏、鱼卵、蟹黄等），尽量用植物油烹调，适量增加玉米油、葵花籽油、花生油、豆油等植物油的摄入比例，忌用动物油，以炖、烩、蒸为主。

 ## 七、胆囊结石日间手术出院后如何进行活动管理？

出院当天根据伤口情况，观察有无渗液、渗血，换药后出院。出院2周后若伤口无红肿，在当地医院拆线即可。

术后1周后可基本恢复工作，术后3周内不能提超过5千克的物品。如出现以下情况，请到医院急诊科及时就诊。

1. 乏力、心跳加快、心慌、出冷汗。

2. 严重的恶心、呕吐、腹痛、腹胀。

3. 伤口局部疼痛、红肿加剧。

4. 伤口出现带异味的分泌物。

5. 寒战或发热，体温大于38.5℃；小便变黄或巩膜（即眼白）、皮肤黄染。

6. 追踪病理检查结果，患者自行预约术后7～10天手术医生的复诊号。

（宋应寒　李全生　冉隆耀）

第六章
胃息肉日间手术

胃里面长瘤子，会不会是得胃癌了？

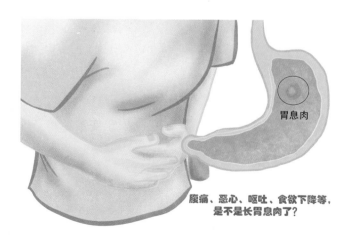

胃息肉

腹痛、恶心、呕吐、食欲下降等，
是不是长胃息肉了？

一、什么是胃息肉？

胃息肉是指胃黏膜表面长出的突起状乳头状组织，表面常较光滑，较小时常无明显症状，是一种良性隆起性病变（图6-1）。

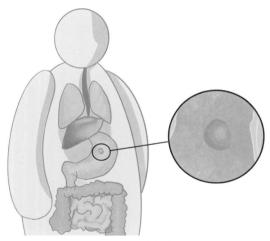

图6-1　胃息肉

简单地说，胃就像一个上下都开口的"袋子"，这个"袋子"的不同部位分别对应着叫作"贲门""胃底""胃体""胃角""胃窦"的地方。胃息肉是这个"袋子"内长出的"肉疙瘩"或者"肉赘"。

二、胃息肉到底长什么样?

胃息肉的大小不一,小的如小米粒,中等的如绿豆,大的如花生米、豆芽,通常表面是光滑的,可以是长得像"豆芽状"的有蒂息肉,也可以是"半球状"或"扁平状"的"无蒂息肉"。

 三、胃息肉的病理分类有哪些?

胃息肉主要分为胃底腺息肉、增生性息肉和腺瘤性息肉。胃底腺息肉和增生性息肉属于非肿瘤性息肉。简单地说,绝大多数胃息肉的癌变风险其实是非常低的,当检出胃息肉时,不用过分紧张和担心,根据具体的病理类型做相应的处理即可(图6-2)。

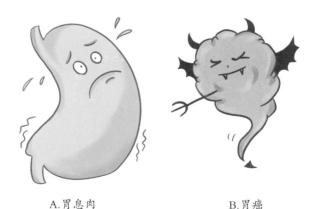

A.胃息肉　　　　　　　B.胃癌

图6-2　胃息肉vs胃癌

四、为什么会长胃息肉?

胃息肉的病因尚不确切,一般认为与下列因素有关:遗传因素、吸烟、饮酒、幽门螺旋杆菌(Hp)感染、不良的饮食习惯、服用抑酸药(图6-3)。

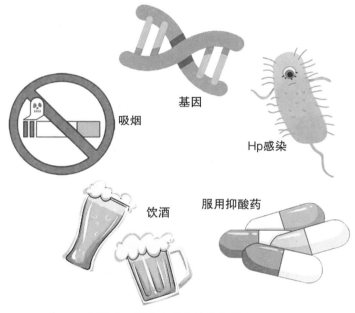

基因

吸烟

Hp感染

饮酒

服用抑酸药

图6-3 胃息肉发生的危险因素

五、胃息肉到底需不需要切除?

胃息肉一般多为良性,其中,胃底腺息肉、增生性息肉为非肿瘤性息肉,发生恶变的风险较低。小息肉(直径小于0.5厘米），建议定期内镜随访；较大息肉（直径大于或等于0.5厘米），建议择期内镜下完全切除。腺瘤性息肉，无论大小，均应尽早行内镜下切除（图6-4）。

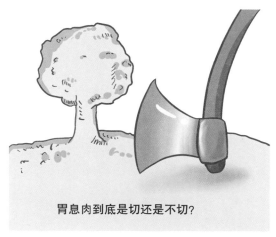

图6-4 胃息肉的治疗

六、胃息肉日间手术后需要注意什么？

首先，出院后需要注意饮食的平衡，多吃清淡的食物，避免吃坚硬、辛辣、刺激的食物。其次，注意休息，避免剧烈活动和重体力活，保持良好的心情，缓解焦虑和压力，进行适度的有氧运动。出院后，需要继续口服抑酸药，促进创面愈合。出院后2周，携带病理检查结果于消化内科门诊复查。需注意观察有无腹痛及大便异常等情况。消化道出血是胃息肉切除术后常见并发症之一，一旦发生术后消化道出血，由日间术后随访团队指导患者于急诊就诊，联系医务人员查看患者并评估出血严重程度，除给予液体复苏、止血药物外，病情需要时可通过绿色通道转入消化内科住院病房或安排急诊内镜下止血治疗。

 七、胃息肉切除后还需要复查吗？

胃息肉切除并非一劳永逸，胃息肉的发生和遗传因素、饮食、环境等很多因素相关。既往研究显示，年龄在45岁以上、胃多发性息肉、息肉直径大于1厘米、腺瘤性息肉、合并幽门螺旋杆菌感染、胃肠道反流的患者术后更易复发。因此，以上息肉复发风险较大的人群需要定期接受胃镜复查，尤其是腺瘤性息肉患者，均建议内镜下切除术后1～5年进行内镜复查，并定期监测，而不具备上述危险因素的胃息肉患者则不推荐常规胃镜复查。

（雷甜甜　朱敏　赖小琴）

第七章
肠息肉日间手术

肠子里长个疙瘩怎么办？

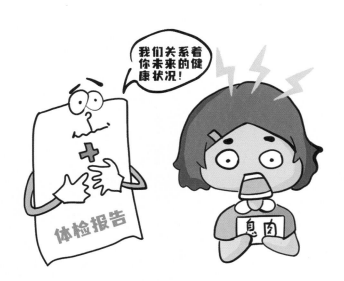

有人说："我今天去体检，医生说我肠子里长了几坨息肉，以后会不会变成肿瘤哦？我都没心情玩了……"

 一、什么是肠息肉？

　　肠息肉是一类常见的从肠道向腔内生长的隆起性病变，其发生率可随年龄增加而上升，多见于40岁以上的成人，男性稍多于女性。绝大多数肠息肉没有明显的症状，通常在肠镜检查时偶然被发现。如果息肉持续长大，可能会出现腹泻、便秘、腹胀、腹痛、便血等症状（图7-1）。简单说，肠息肉是从肠道向腔内生长的"肉疙瘩"或者"肉赘"，通常没有明显的症状，但也不是得了肠癌。

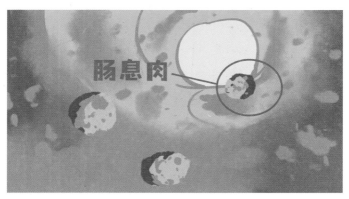

图7-1　肠息肉

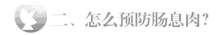 二、怎么预防肠息肉？

1. 调整和保持积极心态，保持心情舒畅，注意劳逸结合，避免身体劳累。

2. 注意戒烟限酒。

3. 养成良好的生活习惯，不熬夜，早睡早起，形成一个良好的生物钟。

4. 合理搭配膳食，营养均衡。可多进食富含膳食纤维的食物，多食蔬菜、水果，避免煎、炸、辛辣刺激性食物。

5. 适当运动，避免久坐。如可根据自己的情况，坚持进行有氧运动，促进肠道蠕动，增强体质，降低肠息肉的发生率。

6. 定期体检。定期到医院进行肠镜检查，是预防肠息肉最直接、最有效的途径（图7-2）。早发现、早治疗，防患于未然。

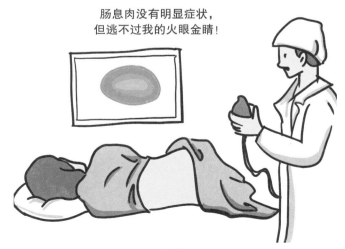

图7-2　定期肠镜检查

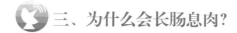

三、为什么会长肠息肉？

首先，年龄的增加被认为是一个原因。

其次，饮食情况也与肠息肉的发生密不可分。长期高蛋白、高脂肪、低膳食纤维摄入，以及喜欢进食红肉（猪肉、牛肉、羊肉等）或乳制品，也有可能增加肠息肉发生的概率。此外，抽烟、饮酒、排便不规律等不良生活习惯也可能会增加肠息肉发生的概率。肥胖近年来也被证明与肠息肉的发生有关。随着居民饮食结构的改变，我国超重和肥胖患者数量急速上升，肥胖与肠息肉（特别是腺瘤性息肉）的密切关系也越来越受到重视。

当然，有患者也许会问："我没有前面说的因素，那为什么还是会长息肉呢？"这时，需要患者自查一下是否患有其他肿瘤性疾病或者全身疾病，因为肠息肉可能与患者免疫力低下等有关。此外，如果患者的亲属曾患有消化道恶性肿瘤或早年发生胃肠息肉，则应该高度重视肠息肉发生的背后可能存在的遗传因素，即通常所说的基因突变，而这往往是众多原因中最重要的一个。

总之，肠息肉的主要危险因素包括年龄的增加，高蛋白、高脂肪、低膳食纤维的不良饮食习惯，不良生活习惯，以及遗传因素。

四、肠息肉到底需不需要切除？

切除肠息肉的主要目的是预防息肉癌变，除了少数炎性息肉可能随着肠道炎症消退而自行消失，绝大多数肠息肉呈现逐渐增长的趋势。肠息肉经内镜下早期切除对于预防肠道肿瘤具有重要意义。

 五、肠息肉切除以后还需要复查吗？

肠息肉切除并非一劳永逸，肠息肉的发生和遗传因素、饮食、环境等很多因素相关，就算一次性切得干干净净，以后还是有可能长出新的息肉。因此，术后定期随访复查十分必要。平时需要做好饮食管理，避免食用过多的动物脂肪和蛋白质，避免进食低膳食纤维食物，如精米、白面等。改变不良生活习惯，如戒烟戒酒、避免久坐、适当增加运动量、避免便秘。对于肠息肉高危人群（如有基因突变或遗传背景、50岁以上、男性，以及既往有腺瘤性息肉史等），应定期进行内镜筛查，通过内镜及时发现和尽早切除肠息肉，以避免息肉进展或癌变。

不少肠息肉患者会问，到底术后应该什么时候复查内镜？实际上，并不是每个患者的复查时间都是一样的，手术医生会根据患者的息肉数量、息肉大小和病理结果对术后内镜监测时间做个性化的推荐，往往在术后1～10年不等。总之，肠息肉术后必须要复查，防止息肉"死灰复燃"！

六、肠息肉日间手术后1天就回家会不会不安全？

日间手术患者虽然住院时间不超过24小时，但是一系列"标准和规范"可有效保障手术质量和患者安全：第一，医务人员严格把握术前评估标准，以便准确识别医疗安全隐患，帮助患者进行充分的术前准备；第二，制定患者的出院前评估标准，判断患者是否具备生理上或心理上的出院条件，促进患者由医院向家庭的平稳过渡；第三，患者出院后并不意味着医疗活动终止，制订完善的术后随访计划，有助于了解患者出院后的病情变化，促进日间手术患者的生活能力尽快恢复。肠息肉日间手术后患者最担心的问题莫过于出院后突发消化道出血、消化道穿孔等并发症时怎么办？可以通过什么途径联系到手术医生？医院会制定应急预案，尤其是对于不能如期出院、出院后病情变化的患者建立"两个应急预案"，以应对术后在院期间的手术相关并发症，形成院外突发病情变化的规范化处置流程和优先诊治的绿色通道，帮助患者快速就诊。

（雷甜甜　朱敏　赖小琴）

第八章
腹股沟疝日间手术

疝气是一个气包？生气时候出现，不生气就没有了？

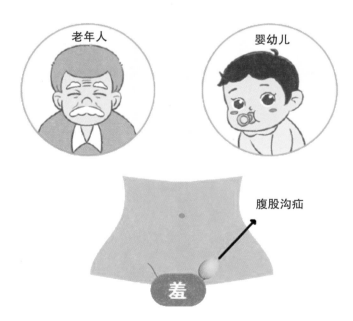

◉))) 一、什么是腹股沟疝？

体内某个脏器或组织离开其正常的解剖部位，通过先天或后天形成的薄弱点、缺损或孔隙进入另一个部位，即称为疝。腹股沟疝是在腹部和大腿交界的区域，由于腹壁薄弱或缺损，腹腔内脏器或组织（如肠管、大网膜、脂肪等）从腹壁薄弱或缺损区域突出并向体表凸起，包括斜疝、直疝、股疝。腹股沟疝好发于小孩和老人，男性和女性都可能患腹股沟疝，但男性更为常见。腹股沟疝是最常见的疝气，占所有疝气的95%以上。

简而言之，疝气不是气，是腹壁薄弱或缺损后形成的突出包块，内容物是脏器或组织、包括网膜、肠管等（图8-1）。

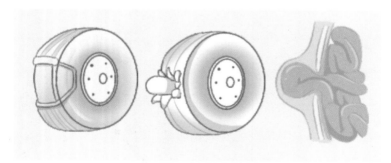

图8-1 腹股沟疝的内容物

二、腹股沟疝是怎么形成的？

腹股沟疝发生的原因有以下两点：

1. 腹壁薄弱，腹壁强度降低：也就是腹股沟区域的肌肉筋膜组织强度降低，如营养不良、吸烟导致胶原蛋白代谢受损、前列腺癌手术导致腹股沟区筋膜受损等。

2. 腹内压力增高：一些生理（如肥胖、妊娠）或病理因素（如慢性咳嗽、慢性便秘、排尿困难、腹水等）导致腹内压力升高，腹股沟区承受的压力过大。即便是健康的年轻人，提重物用力过猛也可能引发腹股沟疝。

三、怎么知道是否有腹股沟疝？

腹股沟区域的包块或肿胀通常是腹股沟疝的第一个症状，还可能合并疼痛或隐隐的不适感，但不总是存在。咳嗽、打喷嚏、举重、用力或长时间站立可能会加重疼痛和肿胀感，平卧或晚上休息时会消失。有时还会在体检中发现腹股沟疝。极少情况下，腹股沟疝会伴随疼痛而无隆起或肿胀，这时就要去医院检查。

四、"疝气"时有时无，又不痛不痒，是不是一定要切除包块？

很多人都认为疝气不痛不痒，不需要治疗，有的甚至会拖几年都不去治疗。殊不知，腹股沟疝不及时治疗危害很大，有可能发展为嵌顿疝、绞窄疝，引起肠坏死，甚至威胁生命！

一定要注意以下两点。

1. 成人腹股沟疝不会自愈：可以尝试通过减少活动、减肥、穿疝气带或绑腹带来暂时缓解腹股沟疝引发的症状。但成人腹股沟疝是一种不会自愈的疾病，就像衣服破了一个口，不去修补，破口不会自己好，只会越撑越大，掉出来的东西也越来越大。

2. 腹股沟疝气也有急诊：腹股沟包块突出在异常位置，无法恢复，称为嵌顿疝。嵌顿时间较长会导致内容物（如网膜、肠管等）缺血而坏死，称为绞窄疝。绞窄疝包块会比平时更大、更疼，还可能合并腹痛、腹胀、呕吐等症状。这时需要及时就医。

总之，腹股沟疝的治疗原则是早发现、早治疗，防止发生嵌顿、坏死等严重情况。腹股沟疝是缺损，成人腹股沟疝无法自愈，手术是唯一有效的治疗方法。

 五、行腹股沟疝手术前后怎么吃东西？

（一）术前饮食

局部麻醉开放的成人腹股沟疝手术患者围手术期是可以正常进食的。术前和术后回到日间观察病房，患者可以正常饮食。特别是有部分患者围手术期要服用一些药物控制基础疾病，也都可以按原计划进行。因为腹腔镜腹股沟疝修补术需要全身麻醉，因此术前晚12点后不能进食，特别是手术当天，切记不要进食、饮水等，否则会影响麻醉的安排。

（二）术后饮食

局部麻醉术后即可正常饮食。腹腔镜腹股沟疝修补术虽然壁切口小，胃肠功能影响小，但是全身麻醉对胃肠道的影响始终是存在的，如果进食过早过快，胃肠不能将食物消化、吸收，可导致腹胀、呕吐。待术后回到日间观察病房，麻醉清醒，无恶心呕吐等情况后2小时可饮水，进食流质食物，术后4～6小时可进食半流质食物，第二天逐步恢复稀软易消化饮食。尽量少食多餐，选择易消化食物。一旦有不舒服的表现，暂停进食，等待胃肠功能的恢复。对于牛奶、豆浆等容易引起肠胀气的食物，应尽量少吃或者不吃。

 六、腹股沟疝修补术后需要注意什么？

外科医生在日间手术患者出院时评估其身体状况，决定是否可出院。出院时让患者常规携带口服镇痛药，告知相关注意事项及联系方式。

出院后随访负责人及时随访联系患者。随访既能解除患者后顾之忧，也能预防和及时发现可能出现的术后并发症。患者要认真准确地回复随访人员的问题，以便更好地得到指导。

（一）伤口管理

出院时根据伤口情况，观察有无渗液、渗血，确认是否需要换药出院。出院1周后拆开伤口敷料检查伤口有无红肿、渗液。如果没有特殊情况即可拆除敷料，1周后可淋浴。

（二）术后活动

术后建议回病房穿疝气裤，其可对早期活动产生的牵拉疼痛甚至渗血起到一定保护作用，同时也可以有效保护手术区域，防止血清肿的产生。建议术后穿1个月，睡觉时可不穿。术后出院即可适当从事家务等一般活动，1个月内建议避免导致腹内压力剧烈增加的体力活动。若平时有便秘等情况，建议积极处理基础疾病。如合并慢性咳嗽等疾病，术后建议咳嗽时做局部保护，如保护性按压手术区域，防止局部张力过大引起的疼痛不适。

（三）术后出现血清肿的处理

腹股沟疝开放及腹腔镜术后血清肿是最常见的并发症之一。术前疝气鼓包越大，产生血清肿的风险越高。绝大多数情况下血清肿可以自行吸收，一般1～3个月不等。建议不要反复按压、按摩血清肿，也不建议太早进行穿刺抽液。建议男性术后穿疝气裤加压托高阴囊，减少站立活动量，从而降低血清肿的发生风险，促进血清肿吸收。同时需要排除自身基础疾病，如部分老年患者合并肝肾功能不全、低蛋白血症等，需要积极纠正基础疾病，必要时可到手术医生门诊复查治疗。

（四）其他注意事项

如出现以下情况，请到医院急诊及时就诊。

1.乏力、心跳加快、心慌、出冷汗。

2.严重的恶心、呕吐、腹痛、腹胀。

3.伤口局部红肿、发热、疼痛加剧。

4.伤口出现渗液、带异味的分泌物。

5.寒战或发热，体温高于38.5℃。

（刘文能　陆安清　宋应寒）

第九章
小儿疝气日间手术

勿以"疝"小而不为!

疝气宝宝危险吗?

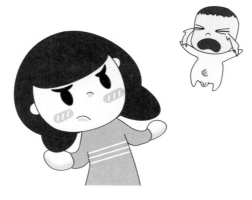

很多新手爸妈在照顾孩子时，都受过这样的惊吓：昨天明明看到孩子大腿根部鼓了个包，怎么今天就没有了？或者刚刚还没有包，怎么突然就鼓起来了？其实这很可能是因为孩子遇到了疝气（图9-1）。

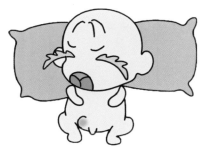

图9-1　小儿疝气

一、什么是小儿疝气？

小儿疝气即小儿腹股沟疝气，俗称"脱肠"，是小儿普通外科手术中最常见的疾病。简单地说，就是胚胎发育过程中，鞘状突未闭合导致腹部有一个薄弱的地方，在剧烈咳嗽、大声哭泣时，腹部一用力，原本乖乖待在腹腔里的肠子就可能因为这个力量从薄弱的地方挤出去，变成一个鼓出的包块，这个包块就叫作疝。

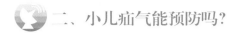

二、小儿疝气能预防吗?

很难预防,基本不可能。

小儿疝气主要是先天发育不足引起的,主要是一些孩子的腹壁膜发育不完善,过薄,造成器官容易冲破薄膜,向外突出,形成疝气。但是后天的一些引起腹内压力增高的因素,也是很重要的。如果避免了这些因素,就可以预防疝气的出现。对于小儿疝气,男孩的发病率比女孩的发病率要高很多。由于男孩的睾丸是在出生前才通过腹股沟降至阴囊的,随之下移的腹膜则形成,由此形成小儿疝气。鞘状突在婴儿出生后还没有闭合或闭合不全,会形成较大的腔隙,腹腔内容物就会从这里突显于体表而形成疝气。

三、怎么知道孩子是否有疝气?

特征性临床表现:腹股沟区出现时有时无或时大时小的包块。包块在站立位及哭闹等使腹内压力增高的情况下出现或者变大,而早期平卧或停止哭闹后包块多可自行或用手按压后消失。除了可以看到或摸到肿块,有些孩子还会有便秘、食欲不振、吐奶等现象,也有些可能会变得易哭、不安等。小儿疝气患者一般不会有明显不适。一旦病情发展,肿块下坠接近阴囊/阴唇,就会造成孩子活动不便,严重时会发生嵌顿不能还纳,甚至威胁生命。同时,一旦发生嵌顿,孩子往往会遭受不少痛苦。

四、彩超检查发现有疝气，要不要赶紧把它做了？

小儿疝气是一种自愈率非常低的疾病，随访研究发现，6个月以内的婴儿，腹股沟斜疝有自愈可能，6个月后，自愈概率明显下降，故通常认为6个月以上的小儿腹股沟疝患者，应尽快进行手术治疗（图9-2）。6个月以内婴儿腹股沟疝很大或是反复出现嵌顿，保守治疗危险增大时，也应该进行手术治疗。

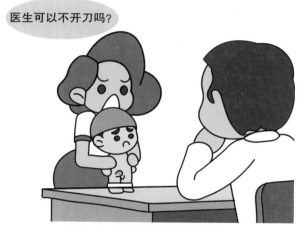

图9-2　小儿疝气的治疗咨询

五、小儿疝气危险吗？

有些家长觉得孩子得了疝气不痛也不痒，觉得没有什么影响，所以有时候就会耽误疝气的治疗。疝气对孩子的影响主要表现在以下三个方面：

1. 心理的影响：大一点的孩子可能会被别人说是个"气蛋"，时间长了会给孩子造成心理压力。

2. 疝出的器官、组织长时间停留在阴囊里，会造成阴囊局部温度升高，同时压迫精索血管，时间长了不利于睾丸的发育。病史较长的孩子，有疝气一侧的精索会增粗，睾丸质地也较正常略发硬。另外，有较大的疝气时，由于突出的肠子较多，孩子也会有不舒服的感觉，甚至影响正常活动和消化吸收功能。

3. 疝气突发的危害是嵌顿，也就是掉出的肠子"卡住"了，这时候孩子会有明显的疼痛感，甚至呕吐（图9-3）。肠子被"卡住"时间长了，会出现血运障碍，导致肠管缺血坏死。对于男孩，嵌顿同时也会严重影响精索及睾丸的血液循环，甚至导致睾丸坏死或萎缩。对于女孩，反复发作的以卵巢和输卵管为疝内容物的腹股沟斜疝，可导致成年后附件的粘连。

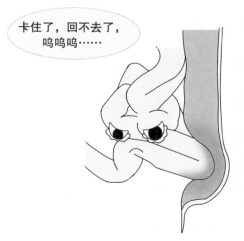

图9-3　疝气发生嵌顿

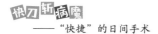

 六、小儿疝气日间手术安全吗?

小儿疝气日间手术治疗一般采用腹腔镜微创手术,30分钟左右即可完成。腹腔镜下能够更清晰地看到内部结构,可以最大限度地避免误伤,同时有助于发现隐匿性疝并一次手术治疗,避免二次手术,尤其适合双侧疝和复发疝。术后并发症少。微创手术的优点是损伤小,恢复快,复发率低。手术当天孩子即可下床活动,没有明显的疼痛感。另外,微创手术后肚皮上没有疤痕,今后的生活丝毫不受影响。

 七、宝宝年龄小,手术麻醉安全吗?

小儿疝气手术可以使用全身麻醉或者静脉全身麻醉,麻醉方式一般由麻醉医生根据孩子情况选择,正常情况下麻醉是安全的,不会影响生长发育。

 八、小儿疝气日间手术后可以进食吗?

1. 小儿疝气腹腔镜微创手术壁切口小,孩子没有不舒服,术后马上就可以吃东西了吗?

腹腔镜微创手术虽然壁切口小,对胃肠功能影响小,但是全身麻醉对胃肠道的影响始终是存在的,如果进食过早过快,由于胃肠功能还没恢复正常,食物不能被正常消化、吸收,可导致腹胀、呕吐等。所以，暂时不行！

2. 孩子到底什么时候可以吃东西？

麻醉清醒返回病房30分钟后，可试饮水10～20毫升。观察有无呛咳、恶心、呕吐，若无不适，15分钟后可适量增加饮水量；若无不适，返回病房2小时后，可进食米汤类流质食物，还可予以母乳或配方奶（从平时量的50%开始至80%）、无渣果汁，3岁以上孩子可喝营养粉；若无不适，返回病房4小时后可进食清淡、易消化食物，可选择母乳、配方奶、蒸蛋、面条、粥等。

 九、小儿疝气日间手术后注意事项有哪些？

1. 伤口无需换药拆线，术后7～10天自行撕掉伤口敷料，拆除敷料2天后可淋浴洗澡，1周内避免揉搓伤口。

2. 合理饮食，进食清淡、易消化、含膳食纤维食物，保持大便通畅。

3. 注意休息，术后1个月避免剧烈活动。

4. 出院后无需用药。

5. 若行腹腔镜微创手术，出院后7～10天于门诊复查；若行开腹手术，如无特殊情况，可不复查。

 十、小儿疝气日间手术治疗的误区有哪些？

1. 有小儿疝气需使用补片，不使用补片复发率会增加。

孩子的小儿疝气只是鞘状突未闭合所致，一般不存在腹壁的严重缺损，所以，单纯地做一个疝囊高位结扎，加上孩子自身修复能力很强，小儿疝气复发率是很低的。往往是孩子超过8周岁，腹壁缺损比较严重，才需要补片。

2. 小儿疝气可以使用药物、中医针灸治疗。

这些全部无效，绝对不可以。

3. 小儿疝气日间手术需要使用抗生素。

择期小儿疝气手术是种干净的手术，国际外科标准不建议用抗生素。

4. 小儿疝气日间手术后要拆线。

通常手术使用可吸收线，即孩子术后不用拆线。可吸收线要靠身体的生物反应"溶解"缝线。伤口有时会有些红肿，这不是发炎，不必担心，线被吸收后红肿会消退。

（季洪淼　朱敏　赖小琴）

第十章
小儿鼾症日间手术

孩子打鼾，不一定是睡得香！

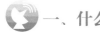

一、什么是小儿鼾症?

睡觉时打鼾,不一定是病态的,因为打鼾还可以发生在过度劳累、睡眠姿势不恰当、感冒等短暂异常的状态下,可通过充分休息、调整睡姿、治疗感冒而好转。但当孩子平均每周超过3晚都有打鼾的症状发生,还时有张口呼吸、憋气、憋醒、惊醒、遗尿、梦游、白天精神差或生长发育异常等表现时,就可以确定为"小儿鼾症"。

因此,打鼾不一定是鼾症,打鼾频繁且对睡眠、生长发育造成影响,才称为鼾症。

二、小儿鼾症有哪些危害?

1. 导致孩子的精神状态、注意力、记忆力变差。总结起来就是白天没精神、学习不认真、知识记不住,长此以往,生活、学习均会受到严重干扰。

2. 晚上睡不好,孩子会变得脾气暴躁、爱哭闹、爱打人、食欲差、爱挑食,长期发展,孩子的生长会受到影响,如身体矮小瘦弱。

3. 因呼吸道受阻,孩子的呼吸模式改变,由鼻呼吸转变为张口呼吸，长期张口呼吸会影响颌面部发育，造成颌面部难以逆转的发育异常，如龅牙、地包天、牙列不齐、上唇短厚上翘、马脸等（图10-1、图10-2）。

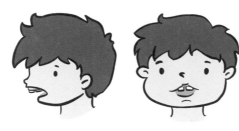

A.上颌骨变长，上切牙凸   B.牙齿不整齐，眼距增
出，上唇上翘   宽，表情痴呆

图10-1　小儿鼾症的面容变化

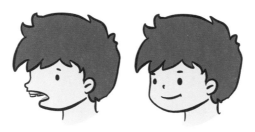

A.腺样体面容　　　　B.正常面容
图10-2　小儿鼾症的腺样体面容和正常面容

4.影响脊柱发育，导致体态异常。

总之，若长期呼吸道受阻、睡眠缺氧，需要在睡眠中完成的神经系统发育及智力、行为、生长发育相关的激素分泌均会受到影响。因此，小儿鼾症会影响孩子多方面的生长发育。

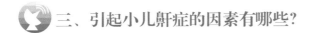
三、引起小儿鼾症的因素有哪些?

引起小儿鼾症的因素很多,大致可归为以下几类。

(一)腺样体肥大、扁桃体肥大

这是引起小儿鼾症最常见的因素。

(二)鼻部及气道炎症

常见的鼻部及气道炎症,如慢性鼻炎、鼻窦炎、变应性鼻炎等,可引起鼻腔黏膜肿胀、鼻腔变窄,影响鼻腔通气,从而导致孩子打鼾。

(三)其他原因

肥胖也是引起小儿鼾症的因素之一。肥胖可使咽腔周围脂肪组织堆积,咽腔狭窄,从而导致小儿鼾症。一些少见的因素,如颅面发育畸形、咽喉囊肿等也可引起小儿鼾症。另外,一些其他疾病,如小脑扁桃体下疝畸形、慢性肾脏疾病、软骨发育不全、唐氏综合征等可引起中枢性睡眠呼吸暂停,也可能导致打鼾表现。

四、小儿鼾症日间手术前需要做哪些准备?

小儿鼾症日间手术具有"住院短,花费少"的特点,手术当天入院，手术结束后观察一晚，第二天晨即可出院，住院时长缩短，住院费用也相对更少。术前，应注意避免感冒受凉，上呼吸道急性感染可能会增加麻醉风险，延长术后恢复期。若孩子处于急性上呼吸道感染状态，不建议行小儿鼾症手术。另外，因孩子入院当天即要进行全身麻醉手术，因此，一定要记得按麻醉医生的要求禁食禁饮。因需要在医院过夜，入院时可携带个人洗漱用品、适量的孩子喜欢的玩具和书籍，以及1～2根棒冰，用以缓解孩子术后的咽部疼痛。

五、小儿鼾症日间手术后如何护理？

（一）饮食护理

术后，因孩子口腔内有扁桃体切除后留下的创面，孩子需要进食3周左右的温凉流质或软的食物，如粥、蒸蛋、豆腐脑、软面条、松软馒头/蛋糕、软饭、馄饨、松软的肉丸子等，然后逐渐过渡到正常饮食，以促进孩子口腔中创面的愈合。过硬、过烫的食物可能会破坏扁桃体创面的白色假膜生长，引起术后出血或创面愈合延迟。对于行日间手术的孩子，因术后第二天即出院回家，术后饮食的选择更加需要家长严加把关。

（二）口腔及鼻腔护理

小儿鼾症的手术部位在呼吸道及口腔，手术区域有很多细菌，容易导致感染。注意口腔护理可以有效减少术后严重感染的发生。每次进食后，家长需使用清水清理孩子的口腔。每天可由家长协助刷牙，但动作宜轻柔，避免引起扁桃体创面出血。腺样体术后可用鼻用生理盐水喷雾清理鼻腔。

（三）术后发热护理

大多数情况下，小儿鼾症术后孩子的体温不会超过38.0℃。这种低热常为吸收热，属于正常现象。术后出现低热不用过于紧张，多饮水，多休息，适当用温水擦拭，大多情况下不用药即可恢复。若体温超过38.0℃，且孩子精神不好，食欲变差，甚至口腔、鼻腔出现异味，可能是感染引起发热。这种情况下建议及时到医院就诊，医生评估术后创面情况、感染的部位及严重程度，根据情况可能给予口服或静脉抗生素抗感染治疗。术后因为疼痛等影响，孩子进食及饮水量会有所减少，而脱水也是引起术后发热的原因，因此术后需要保证每天600～1000毫升的饮水量（包含食物中的水分）。

（四）术后疼痛护理

疼痛在小儿鼾症术后很常见，目前建议积极止痛，以提高孩子的术后舒适度，避免疼痛给孩子造成恐惧不安，缓解孩子进食疼痛，避免孩子因疼痛不愿进食造成脱水。轻微的疼痛可以通过进食棒冰、冰淇淋，含漱冰水等方式缓解。若仍疼痛难忍，安全性高的止痛药，如对乙酰氨基酚、布洛芬，也可用于术后的止痛。

（五）术后出血护理

小儿鼾症术后出血有两个发生高峰期，一是术后24小时内。这时术中已经止好血的手术创面容易因为哭闹、咳嗽、食物摩擦等再次出血。二是术后10~14天左右。这时扁桃体手术创面的假膜开始逐渐脱落，在脱落过程中有出血的风险。小儿鼾症术后的出血可为唾液中带有少量血丝，也可为连续吐出多口鲜血。前者可进食一些冰水、冰淇淋、棒冰等低温食物，促进口腔及咽部血管收缩，从而达到止血效果。后者则需要引起重视，若连续吐出鲜血，难以停止，一方面要安抚孩子，引导其将口中鲜血吐出，避免吞下或呛入气道；另一方面要立即去医院就诊，及时进行止血、补液等抢救性处理。

（六）术后仍有打鼾护理

小儿鼾症术后的2周内，孩子可能仍有打鼾，甚至一些孩子术后的鼾声比术前还严重。这并非手术不成功，而是因为手术操作引起呼吸道充血肿胀。这种充血肿胀也会引起呼吸道狭窄，从而导致打鼾。术后2周后，随着呼吸道充血肿胀的逐渐消退，打鼾可逐渐好转至消失。因此，不必过于担心术后短期内出现的打鼾。

六、小儿鼾症日间手术的误区有哪些?

1. 切除扁桃体及腺样体后，孩子的免疫力受影响。

尽管扁桃体及腺样体是免疫组织，会参与到10岁以下孩子的免疫过程，但是，其只是免疫系统的一部分，切除后，它们的作用可以很快被其他免疫组织替代。因此，不必担心免疫力正常的孩子在切除扁桃体及腺样体后免疫力受损。

2. 听说扁桃体及腺样体会随着年龄增长萎缩，那么扁桃体及腺样体肥大可以不做手术，待其自然萎缩。

如果经医生判断，孩子的扁桃体及腺样体已经肥大到造成小儿鼾症等诸多不良影响，且通过保守治疗难以缓解，建议考虑手术，而不是待其自然萎缩。因此，面对医生的手术建议，家长需要正确对待。

3. 扁桃体及腺样体切除会对孩子远期产生不利影响。

从近期来看，扁桃体及腺样体切除后，难以避免有疼痛不适等问题，极少甚至有出血等意外情况发生，这些可能会对孩子产生一定的影响。但是，具有手术指征的孩子一般已有很明显的睡眠异常、缺氧等症状，扁桃体及腺样体肥大明显。从远期来看，选择手术治疗的利是大于弊的。因此，不用过于担心扁桃体及腺样体切除会对孩子远期产生不利影响。

4. 网上有卖口呼吸矫正贴的，也有卖止鼾剂的，用了这些就可以不用手术治疗了。

的确，一些口呼吸矫正贴或止鼾剂可以改善部分孩子的张口呼吸或打鼾，但在应用前建议最好听从耳鼻喉科或口腔科医生的建议，不要盲目跟风，因为使用不当可能会造成严重伤害。例如，若孩子睡眠打鼾、憋气等缺氧症状已经很严重，此时用呼吸矫正贴封住经口通气的通道，孩子缺氧会更严重，甚至有窒息的风险。而一些止鼾剂中成分不明，长期使用可能有患药物性鼻炎等风险，因此，应用前一定要慎重。

（吕丹　杨奉玲　祝佼）

第十一章
声带息肉日间手术

声音嘶哑是小事？错，要重视！

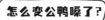

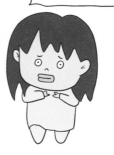

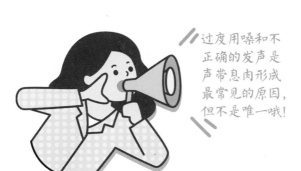

一、什么是声带息肉？

声带位于喉腔内，左右各一，由声韧带、声带肌和黏膜组成，是发音最主要的振动器官。声带息肉是一种长在声带上的良性肿物（图11-1）。其好发于职业用嗓者如教师、销售员、歌唱家等，亦常见于易怒、暴躁、缺乏耐心者，以及易出现反应过激、喊叫等不良发声习惯者。

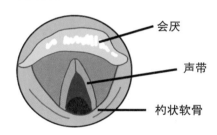

A.正常声带

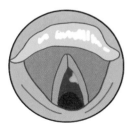

B.单侧声带息肉

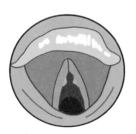

C.双侧声带息肉

图11-1　声带息肉

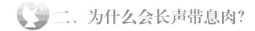

二、为什么会长声带息肉?

声带息肉的发病机制目前尚不明确,多与用声过度后引起的外伤性反应有关,也与用声过度后血管脆性增加、局限性声带出血等有关。常见病因包括以下几方面。

1. 用声过度或用声不当:常见于教师、销售员、接线员、歌唱家等职业用嗓者。长时间大声讲话、音调过高或者时间过长的演唱等均可导致声带息肉。

2. 上呼吸道感染:感冒、急慢性喉炎、鼻炎、鼻窦炎、咽炎、肺炎、气管炎、支气管炎等均可成为声带息肉发生的诱因。如果在有上呼吸道炎症的基础上过度用声,则更容易引起声带息肉。

3. 刺激性致病因子:吸烟可刺激声带黏膜,使血管扩张,血浆通过血管壁渗入声带固有层浅层(任克氏间隙),引起声带息肉样改变。

4. 内分泌紊乱:甲状腺功能亢进或减退与声带息肉样改变有一定关系。

5. 咽喉反流:近些年咽喉反流越来越受到重视,对该病的研究不断深入。有研究者认为胃内容物反流刺激喉部黏膜引起的慢性炎症也是引起声带息肉的原因之一。

6. 其他:某些全身疾病、变态反应等亦可引起声带息肉。

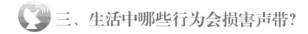

三、生活中哪些行为会损害声带?

(一)语速太快，说话太多

据统计，成年女性说话时每秒声带振动200～250次，成年男性说话时每秒声带振动100～150次。当语速太快、喋喋不休时，声带会很累，易受到损害。

(二)频繁清嗓

"嗯嗯……""咳咳……"这种清嗓的声音是不是觉得特别熟悉呢。有的人长期养成了清嗓的习惯，每隔几分钟就无意识地清嗓。殊不知，清嗓时双侧声带会相互的剧烈撞击，受到伤害。

(三)音调不对

说话时没找到自己的音调也会损害声带。直白点说，就是说话的调子和声带、年龄、性别不匹配。例如，女生模仿男生的低沉、粗犷的声线，男生学习女生的细柔声线，都会损害声带。

(四)体态不佳

说话时的姿势也会损害声带！如果说话时颈部前伸、含胸、驼背，那么脖子、下巴的肌肉会处于紧张的状态，就容易出现发声疲劳，损害声带。

四、生活中该如何保护好声带？

（一）保持良好的健康状态

经常锻炼身体，拥有健康的体魄，预防上呼吸道感染；注意休息，勿熬夜，提高免疫力。

（二）培养健康的饮食习惯

1. 饮食要适量、规律。
2. 少喝咖啡、浓茶，少食甜食、辛辣刺激性食物。
3. 多喝温热水，勿饮用太凉或太热的水及碳酸饮料。
4. 戒烟戒酒。

（三）培养良好的用嗓习惯

1. 注意说话姿势，说话时抬头、舒肩、展背，使颈部、下颌、喉部及舌体处于放松状态。
2. 注意休息，勿长时间说话，语速勿过快，用合适的音量、适合自己的音调说话，并避免频繁清嗓动作。
3. 避免长时间大声喊叫、大哭大笑。

 五、长了声带息肉有什么表现？

1. 声音嘶哑：最常见和最易察觉的表现。

2. 音调和音域改变：表现为发音时音调单调和（或）音域减低。

3. 发音疲劳：发音费力，有疲劳感，发音疲劳程度与声带息肉大小、位置及软硬程度有关。

4. 咽喉痛及咽喉部不适：可同时伴有咽喉不适、频繁清嗓等症状。

 ## 六、有声带息肉需要做手术吗？

当声带上长了息肉后，到底何时手术才更好？这是许多患者的疑虑。保守治疗或观察等待有时可能使声带受损更严重，术后嗓音质量仍受严重影响。但过早、精细度不足的手术治疗也可能损害声带。术后声带瘢痕会影响声带振动，也会影响声音质量。因此，何时手术需要医患双方共同决定。医生根据息肉和用嗓情况给予手术时机的建议。

 ## 七、声带息肉日间手术后健康教育包括哪些内容？

术后疗效是患者最关心的问题，但术后疗效视患者声带息肉类型、大小、部位、病史及术后注意事项执行情况而定。

（一）声带休息

术后1周内，建议尽量少发声，尽可能避免咳嗽、清嗓、大声说话等；术后7～10天，过渡到"轻微用声"；术后3～6周可逐渐增加发声时间至正常用嗓，但仍需谨记正确发声方法。

（二）哑咳（无声咳嗽）

术后可能会有黏液附着在声带表面引起不适，患者可在深吸气后快速用力呼气，呼气时不发出声音，呼吸结束做吞咽动作，配合小口喝水，可缓解这种不适感，也可以有效减少清嗓动作。

（三）嗓音治疗

嗓音治疗主要是通过纠正以前错误的发声方式，改善嗓音质量及降低声带息肉的复发率。建议于术后7～14天进行嗓音训练，患者在嗓音治疗师的帮助下，使用适当的呼吸支持、气流、共鸣发音的训练方法，逐渐从轻微发声过渡到正常发声。

（四）饮水

适当饮用温热水，对声带的运动有润滑作用，对嗓音康复至关重要。建议每天适当多饮水，可饮用白开水、淡茶或者苏打水。

（五）饮食

术后第二天可正常进食一般食物。术后需注意避免辛辣刺激性食物和浓茶、咖啡、碳酸饮料，忌烟酒。

声带息肉切除并非一劳永逸，需要随访复查。声带息肉最主要的病因是过度用声或发声方式不正确，如果术后不注意声带休息、不改变错误的发声方式，声带息肉可能复发。

 八、声带息肉日间手术治疗的误区有哪些?

1.声音嘶哑很常见，不会有啥问题。

声音嘶哑确实很常见，很多人都有过声音嘶哑的经历。大众对嗓音疾病的了解不足，因此对声音嘶哑的态度出现了两种极端：一种认为声音嘶哑无关痛痒，用不着小题大做，过一段时间就好了；另一种听说喉癌会有声音嘶哑表现就认为自己可能得了癌症，紧张、焦虑，郁郁寡欢。事实上，引起声音嘶哑的原因有很多，需到医院就医，经过检查评估后才能明确原因，拟定治疗方案。尤其是对于有吸烟史、年龄在45岁以上的男性，如果声音嘶哑持续超过2周，且经声带休息无好转，一定要及时至耳鼻喉专科门诊就诊，查找病因。

2.声音嘶哑就是长了声带息肉。

前面提到了声音嘶哑很常见，引起声音嘶哑的原因有很多，以下疾病均可能表现为声音嘶哑。

（1）炎性疾病：急慢性喉炎、喉部特殊感染（结核、梅毒及艾滋病）等。

（2）声带良性增生性病变：声带小结、声带息肉、声带囊肿等。

（3）喉神经肌肉功能障碍：喉返神经麻痹、痉挛性发声障碍、重症肌无力等。

（4）声带机械学运动障碍：杓状软骨脱位、环杓关节炎、环甲关节损伤等。

（5）喉部良恶性肿瘤：喉乳头状瘤、喉部血管瘤、声带角化症、喉癌等。

（6）先天性疾病：先天性喉蹼、先天性声带麻痹等。

（7）其他：声带沟、心因性发声障碍、功能性发声障碍、男声女调、声带瘢痕、声带粘连等。

以上这么多疾病都可能表现为声音嘶哑，可见声音嘶哑并不一定都是长了声带息肉，要结合病史、喉镜检查，经医生综合评估，做出初步诊断，才能制定后续治疗方案。

3.声带息肉都需要手术切除治疗。

声带息肉的治疗需要综合进行，主要的治疗方式有以下几种。

（1）病因治疗：最基本的治疗方式。改善原有的不良发声习惯及生活习惯是治疗的基础。

（2）药物治疗：早期声带息肉样改变，发现时不一定立即手术，可先行病因治疗及药物（如激素、中成药等）治疗。部分患者可获得很好的疗效，免于手术。但目前尚无可立即消除声带息肉的特效药。

（3）嗓音治疗：主要是通过纠正错误的发声习惯和方法，加强呼吸和发声的协调，并充分利用身体里的共鸣腔来改善嗓音。

（4）手术治疗：对于较大的声带息肉，一般情况下保守治疗难以消除，建议直接行手术治疗。对于这类患者，手术切除声带息肉是最快、最有效的方法。

4.声带息肉切除术后嗓音就恢复正常了。

声带息肉切除术后嗓音并不一定能完全恢复。病程时间长、声带增厚明显、声带已形成瘢痕等均可能影响术后嗓音质量。声带息肉的治疗是综合治疗，术后的各项注意事项一定要遵守执行才能获得好的疗效。

5.声带息肉切除术后绝对不能说话。

声带息肉切除的主要目的是切除病变的息肉组织。术后声带需要休息，患者要尽量少说话、小声说话，但并不是说需要完全绝对的噤声。科学用嗓、正确发声非常重要。

6.声带息肉切除术后影响进食。

"医生，在喉咙里动了手术，那吃饭怎么办？"这是许多患者的疑问。这可能与大家无法区分气道、食道的位置和各自的功能有关。其实声带位于喉腔（气道）内，食道位于气道后方，双方有各自的领地和职责，所以声带息肉切除术后6小时即可进食软食，24小时后可正常进食。

（吕丹　杨奉玲　祝佼）

第十二章
分泌性中耳炎日间手术

孩子听不见？这种情况需要排除分泌性中耳炎哦！

一、什么是分泌性中耳炎?

分泌性中耳炎是以中耳积液、听力下降及鼓膜完整为特征的中耳非化脓性炎性疾病,为耳部常见疾病之一。儿童分泌性中耳炎发病年龄以6月龄至3岁居多,好发于秋冬季,是引起儿童听力下降的重要原因之一。由于耳痛不明显,儿童主诉不清,一般在儿童听力受到明显影响时家长才发现,常常延误诊断和治疗。分泌性中耳炎可造成儿童的听力下降,影响言语发育,应引起高度警惕和及时观察治疗。对于成人单侧反复发病者,应尽早明确病因,排除鼻咽部及咽旁间隙的占位性病变,及时诊断和治疗,改善生活质量。

 二、怎么知道是否得了分泌性中耳炎?

分泌性中耳炎主要表现如下:

1. 听力下降:分泌性中耳炎患者发病前大多有感冒史,然后听力逐渐下降。

2. 耳闷或闭塞感:耳闷或闭塞感是成人患者的常见主诉之一,按压耳屏后该症状可暂时减轻。

3. 耳痛:起病时可有耳痛。儿童常在夜间发作,哭闹不止,一般持续1~2天。成人耳痛大都很轻微，或无明显耳痛。慢性患者耳痛不明显。

4. 耳鸣：部分患者有耳鸣，多为间歇性，如"劈拍"声，或低音调"轰轰"声。当头部运动、打呵欠或擤鼻时，耳内可出现气泡声。

 ## 三、得了分泌性中耳炎应该怎么办？

对于分泌性中耳炎，应采取综合治疗方法，包括清除中耳积液，控制感染，改善中耳通气引流情况，以及治疗相关疾病等。对于病程持续3个月或以上，伴有听力下降，或已经引起鼓膜或中耳结构损伤，合并急性中耳炎反复发作等的儿童，可考虑行日间手术治疗。手术方式包括鼓膜穿刺、鼓膜切开或鼓膜置管等。

 ## 四、分泌性中耳炎健康教育包括哪些内容？

（一）分泌性中耳炎的危害

1. 听力下降。

2. 听觉与言语发育异常。

3. 前庭功能异常。

4. 行为与学习能力异常。

5. 生活质量下降。

（二）分泌性中耳炎的预防与护理

儿童分泌性中耳炎发病率高、病因多样、起病隐匿、病程迁延和危害性相对较大，应积极诊治，且做好相关疾病知识普及工作，早发现、早诊治、早康复。需注意以下几点。

1. 控制病因：分泌性中耳炎的发生与鼻炎、腺样体肥大、上呼吸道感染、空气污染、被动吸烟及咽喉反流等多种因素有关，应积极治疗原发疾病，减少复发。

2. 配合随访：多数患者经过3个月的观察治疗可自行缓解或痊愈，部分需跟踪随访。已行鼓膜置管者，需避免污水入耳，定期复诊。

3. 健康咨询：由于患者可因听力下降而言语发育迟缓、学习交流困难和行为异常等，应对治疗过程及有关听力、言语水平变化及生活质量改善等情况进行随访。

五、分泌性中耳炎日间手术治疗的误区有哪些?

1. 分泌性中耳炎是很严重的疾病，一旦确诊，需马上进行手术治疗。

分泌性中耳炎是儿童很常见的耳科疾病之一。有些患者可能因听力筛查或耳科检查清理耵聍时才发现存在分泌性中耳炎，许多家长因此非常诧异，在其后的治疗随访中也会显得十分焦虑。很多情况下分泌性中耳炎导致的听力下降只是暂时的，多数患者经过3个月的观察治疗可自行缓解或痊愈。对于少数经过对症治疗仍无法改善症状者，则需考虑进一步行手术治疗。

2. 对于分泌性中耳炎，有些患者症状轻微，这部分患者可以不用治疗。

分泌性中耳炎是儿童听力下降的常见原因。多数情况下听力下降会逐渐好转。然而，在婴幼儿听力发育早期，即使是暂时性的听力下降也可能导致比较严重的后果，会对婴幼儿的言语和语言发育产生重大影响，且这些潜在的危害容易被忽视。因此，对于症状轻微的分泌性中耳炎孩子，应充分重视，积极针对病因进行治疗。

3. 分泌性中耳炎既然可以自愈，病程超过3个月也可观察，无需手术治疗。

虽然分泌性中耳炎通常具有自限性，中耳积液通常在4～6周内自行吸收，许多患者症状都较轻微，可能只会导致短暂的、轻微的听力下降，但在某些情况下，患者可能会经历炎症反复发作，包括继发感染、积液变稠形成胶耳，引起急性中耳炎或粘连性中耳炎等，不仅影响患者日常言语交流，还可能导致永久性听力下降。因此，对于病程超过3个月的患者，建议行手术治疗。

4. 分泌性中耳炎经常病情迁延不愈，预后较差。

分泌性中耳炎通常预后良好，大部分情况下不会影响远期听力，但需要注意观察和定期随访，避免耽误病情。长时间的鼓膜内陷、鼓室积液可能会继发粘连性中耳炎、中耳胆脂瘤等。

5. 对分泌性中耳炎患者只需针对耳部进行检查治疗，其他部位不用进行检查治疗。

　　分泌性中耳炎常由咽鼓管功能障碍引起，故导致咽鼓管功能障碍的疾病均可诱发分泌性中耳炎，比如鼻炎、鼻窦炎、腺样体肥大、鼻咽部肿瘤等。因此，在治疗分泌性中耳炎的同时，应积极对上述诱因进行检查治疗。平时多注意预防上呼吸道感染，积极治疗鼻部、咽部疾病，必要时定期门诊随访。

（郑永波　林佩　张嘉妮）

第十三章
耳前瘘管日间手术

耳前小洞不是"粮仓",也不是"聪明眼"!

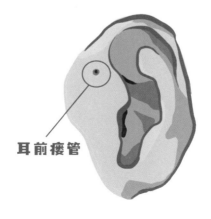

耳前瘘管

　　婴儿出生后一些家长会发现其耳朵附近长有一个针孔样小洞，在一些地方，认为这是"粮仓"，提示孩子以后会吃穿不愁；还有一些说是"聪明眼"，提示孩子以后聪明有前途。事实上，这个小洞叫"耳前瘘管"，它不是聪明富贵的象征，反而是一种先天性外耳畸形。

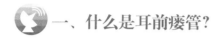 一、什么是耳前瘘管？

　　耳前瘘管是第一、二鳃弓的耳廓原基在发育过程中融合不全造成的遗迹，是一种临床上很常见的先天性外耳疾病。女性略多于男性，半数以上患者有家庭史，该病具有遗传特征。

　　简单地说，耳前瘘管是位于耳前皮肤及皮下组织内的盲管，皮肤开口很小，平时可有分泌物从瘘管流出（图13-1）。一旦感染，瘘管周围局部皮肤会出现红肿、疼痛，严重者会有局部皮肤破溃、流脓等表现。

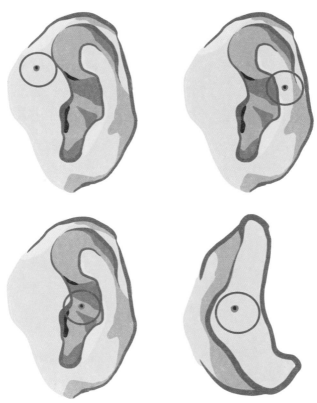

图13-1 耳前瘘管的开口部位

 二、如何判断耳前瘘管的严重程度？

简单地说，如果耳前瘘管平时仅有少许分泌物流出，没有感染表现，可以观察，局部保持清洁，避免挤压瘘管周围组织诱发感染。一旦耳前瘘管周围皮肤出现红肿、疼痛，甚至破溃、流脓的表现，就需要及时就医，必要时需行手术治疗。

三、耳前瘘管日间手术的指征有哪些?

对于局部瘙痒明显、有分泌物溢出，影响日常生活者，可考虑行手术切除瘘管。耳前瘘管一旦出现感染，大部分患者后续反复感染的概率较高，因此对于感染患者，建议行手术完整切除瘘管，以达到彻底根治的目的。感染期间应行局部或全身抗感染治疗，脓肿形成时应切开引流，待炎症消退后行瘘管切除。但对于抗感染治疗效果差、局部皮肤破溃经久不愈者，可考虑直接行手术切除瘘管及周围炎性组织。成人患者可在局部麻醉或全身麻醉下手术，而儿童患者需在全身麻醉下手术。

四、耳前瘘管健康教育包括哪些内容?

耳前瘘管既然有感染风险，那么日常该如何护理呢?关键是要注意以下几点:

1.避免挤压，保持局部清洁，预防感染。

2.局部发痒时勿用异物戳瘘口，发生感染后不要自行挑破脓肿，需到医院就诊处理。

3.洗脸时用清水清洗耳朵前后，洗完后用棉签把瘘口周围的水擦拭干净，但不要太过用力挤压。

如果耳前瘘管出现感染或者瘘口经常渗液，选择手术治疗的话，注意事项如下:

1.如果选择全身麻醉手术，术前需禁食6～8小时，术前2小时禁饮（无渣饮料）。如果选择局部麻醉手术，可正常饮食，无需禁饮禁食。

2. 术后医生查房检查耳部伤口情况。建议尽早下床活动，全身麻醉手术后尽早恢复经口进食、进水。医生书面告知离院相关注意事项，然后患者就可以办理出院手续了。

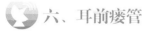 **五、如果进行手术治疗，耳前瘘管术前应注意哪些问题？**

1. 如有感冒、发热、咳嗽、腹泻等症状，为了保证安全，手术需要暂缓。

2. 术前可进食营养丰富的软食，禁饮酒，保持精神放松。

3. 术前根据耳前瘘口位置或感染范围，可能需进行术区备皮，剃净瘘管周围1～3厘米范围内的毛发，清理耳廓污垢等。

六、耳前瘘管日间手术后注意事项有哪些？

1. 术后取平卧或健侧卧位，避免过度压迫伤口。

2. 观察伤口局部敷料是否清洁、干燥，若渗血、渗液较多，应及时换药处理。

3. 术后观察体温是否正常，若术后体温持续升高甚至高热，应查看切口有无感染，及时给予抗感染等对症治疗。

4. 酌情全身应用抗生素；若术后伤口疼痛明显，可酌情使用止疼药。

5. 保持外耳及术区清洁卫生，在沐浴或洗头时注意保护切口，保持干燥。

6. 注意预防感冒，补充营养，多锻炼，增强机体抵抗力。

 ## 七、耳前瘘管日间手术治疗的误区有哪些？

1. 耳前瘘管一定需要手术治疗。

无症状或无感染表现的耳前瘘管可不用处理，更无需手术，日常注意瘘管周围局部的清洁卫生，避免刺激性饮食。如果瘘管周围局部皮肤瘙痒、瘘口有较多分泌物溢出，可考虑行手术治疗。耳前瘘管患者一旦出现感染，后续反复出现感染的概率较高，通过手术彻底切除病变方能治愈。

2. 耳前瘘管分泌物不能进行清理，以免感染。

大部分耳前瘘管是没有任何症状的，但有时候会有分泌物自瘘口排出，这是由于瘘管内覆盖的是复层鳞状上皮，存在皮脂腺、汗腺等腺体。这些分泌物是可以清理的，但不能随意挤压瘘管。当挤压瘘管，或使用不干净的器物清理时，很容易将细菌引入瘘管，一旦引发感染就有可能迅速形成脓肿。因此，耳前瘘管分泌物可以清理，但要注意动作轻柔，避免挤压等。

3. 耳前瘘管只是外耳疾病，不会对听力产生影响。

耳前瘘管虽然是外耳疾病，但也要重视听力筛查。因为在耳部发育融合过程中，可能合并其他耳部畸形，如外耳道闭锁、中耳听骨链畸形等，可能会引起听力下降。为避免忽略其他耳部畸形，听力筛查是很有必要的。此外，如果存在耳前瘘管的儿童出现了听力下降，或者有耳肾畸形、颈部瘘管等情况，就需排除腮-耳-肾综合征可能，其特征表现为耳聋、耳前瘘管、鳃裂囊肿、耳外观畸形或肾异常等，常有家族史。

4.耳前瘘管手术切除后不会复发。

耳前瘘管术后也有复发的可能，复发率与病变严重程度、是否反复感染或者多次手术有关。对于因术后复发需要再次手术者，因无法找到瘘口，只能根据感染位置及术者的经验，尽可能将疤痕和不健康的组织切除，避免再次复发。

（郑永波 张雨晨 胡晓宜）

第十四章
鼻窦炎日间手术

鼻窦炎是个大麻烦，千万不能小瞧它！

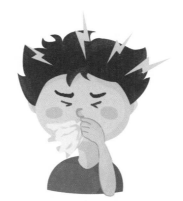

鼻塞、流脓鼻涕、头痛

一说起鼻窦炎，想必大家都知道，其是一个非常折磨人的鼻部疾病，一发作人就开始鼻塞、流脓鼻涕、头痛，症状经久不愈，并且还有可能引发很多并发症，给生活和工作带来很大的困扰。

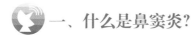

一、什么是鼻窦炎？

鼻窦炎是耳鼻咽喉头颈外科的常见病，是发生于鼻窦黏膜的炎症性疾病。鼻窦炎是一个或多个鼻窦发生炎症，累及的鼻窦包括上颌窦、筛窦、额窦和蝶窦。临床中，鼻窦炎的患病率高，导致患者生活质量下降，社会经济负担不断加重。

二、怎么知道是否有鼻窦炎？

如果出现以下症状，就有可能是得了鼻窦炎：鼻腔分泌物增多、鼻阻塞、头痛及局部疼痛、嗅觉减退或丧失，除以上典型的临床表现外，还可能出现畏寒、发热、食欲不振、便秘、周身不适等。脓鼻涕刺激咽喉还可能引起咽喉不适、咽喉炎等。

🐦 三、鼻窦炎病因有哪些?

1. 鼻窦炎的病因包括外伤骨折、污水进入鼻窦、鼻塞留置物过长,鼻腔分泌物被吸入鼻窦等也会引起鼻窦炎(图14-1)。

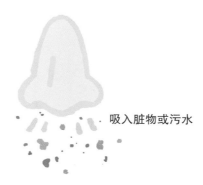

吸入脏物或污水

图14-1 鼻窦炎的病因

2. 绝大多数鼻窦炎是由感冒和受凉引起的,感冒和受凉会导致身体免疫力变低,产生鼻塞、流鼻涕等症状(图14-2);病毒感染可导致机体免疫力低下,使环境中的细菌乘虚而入,导致鼻窦发炎(图14-3)。

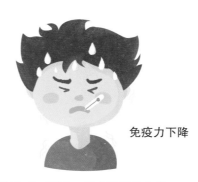

免疫力下降

图14-2 感冒、受凉引起鼻窦炎

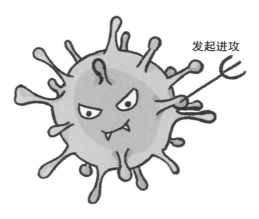

发起进攻

图14-3 病毒感染引起鼻窦炎

3.传染病、过敏体质、贫血等全身疾病，内分泌疾病（如甲状腺，垂体和性腺），流感、麻疹、猩红热、白喉等急性传染病都可诱发鼻窦炎。

四、鼻窦炎日间手术后短期内可能会出现什么问题？

鼻窦炎术后2周内，患者最常见的不适感包括鼻塞或鼻面部胀痛感，鼻塞可导致张口呼吸，引起口干、咽干、咽痛等症状。但随着炎症的消退及填塞物的降解，这些症状都会慢慢减轻。术后出血是常见的手术相关不良反应之一，如果出血量较少或是暗红色血液，颈部及额部局部冷敷即可，无需特殊处理；如果出血量较大，则需要及时告知医务人员，必要时应用止血药、降压药，情况严重者可能需要重新填塞鼻腔，或到手术室再次止血。

当已经出院的患者出现迟发性出血时，可电话指导患者通过头前俯、捏鼻、局部冷敷等对症处理。出血加剧者，则尽快返回医院急诊处理。此外，术后发热也相当常见。手术可能引起机体的短暂低热反应，但通常不超过38℃，无需特殊处理。如果出现超过38℃的明显体温升高情况，则需要及时进行细菌培养和细菌药物敏感实验，更换更加有效的抗生素，必要时尽早清理鼻腔内的填塞物，避免感染加重。

 ## 五、鼻窦炎日间手术出院后有什么注意事项？

出院后宜进食清淡、易消化、富含维生素及蛋白质的食物，多饮水，忌辛辣、刺激和油腻食物，避免进食太热、太补及太硬的食物，忌烟酒。洗澡、洗头勿用过热的水，勿用手指抠挖鼻腔血痂及用力擤鼻涕。术后2周开始进行定期耳鼻喉科门诊随访，持续至少半年以上，目的是及时清理鼻腔鼻窦内的结痂和未降解的填塞物。由于术中填塞的止血材料并不能短时间内完全降解，加之术后鼻腔黏膜的自净功能下降明显，门诊鼻内镜下清除鼻腔内的痂壳、未降解完的填塞物，以及鼻腔窦腔内的血性、脓性分泌物是非常有必要的。如有潴留的脓液和新形成的囊泡，也一并清除。如果不及时处理上述异物和病变，则可能导致鼻窦炎迁延不愈，严重者鼻窦炎复发。

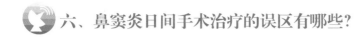

六、鼻窦炎日间手术治疗的误区有哪些？

1. 术后不用继续用药。

鼻窦炎术后，建议尽早使用局部用的鼻喷激素以减轻鼻腔内的炎症，促进上皮修复。特别是对于合并过敏性鼻炎或过敏性哮喘的患者，术后鼻腔的过敏性炎症会持续存在，用药不到位或不按要求用药，在短期的门诊随访中就会看到明显的复发倾向。除坚持使用鼻喷激素外，同时配合使用黏液促排剂，促进鼻腔鼻窦黏膜的分泌，加速鼻腔窦腔内潴留物的排出，减少鼻腔囊泡的形成。如果脓鼻涕多、感染重，则需要继续口服抗生素。

简单地说，手术治疗仅为治疗鼻窦炎的核心步骤之一，也是开始阶段，出院后的定期随访和综合治疗则是鼻内镜手术治疗慢性鼻窦炎过程中不可或缺的关键环节。

2. 术后鼻窦炎就完全治愈了。

许多鼻窦炎患者会问："是不是手术治疗后鼻窦炎就完全好了，还有没有复发的可能呢？"其实，术后鼻窦炎有复发的可能。鼻窦炎手术主要是引流鼻窦中的分泌物，使呼吸通畅。如果鼻窦炎手术治疗后经常感冒，鼻腔分泌物增多，会重新聚集在鼻窦腔内，再次引起鼻窦炎。但术后复发的概率较低，约占手术患者的20%。术后患者需定期检查术侧鼻腔状况，积极预防粘连、窦口狭窄、闭塞等状况的出现，保持术腔引流通畅，保证手术治疗效果。

（朱敏　雷甜甜　赖小琴）

第十五章
白内障日间手术

白内障不用手术，滴眼药水就可以治好？那是不可能的！

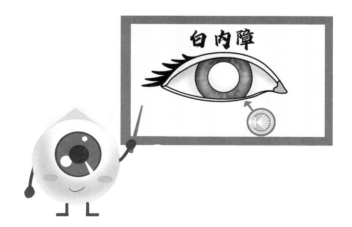

目前手术是治疗白内障最有效、安全、快捷的方法，尚无能延缓或逆转白内障的药物。

一、什么是白内障？

多种原因如老化、遗传、局部营养障碍、免疫与代谢异常、外伤、中毒、辐射等，都能引起晶状体代谢紊乱，导致晶状体蛋白质变性而发生混浊，引发白内障（图15-1）。

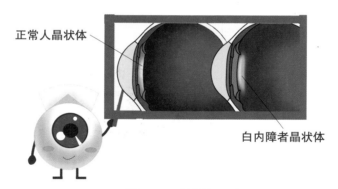

正常人晶状体

白内障者晶状体

图15-1　晶状体

简单地说，如果把眼睛比作照相机，晶状体就相当于镜头，如果镜头变混浊了，就不能照出清楚的照片。所以得了白内障，人就可能看东西困难，甚至完全看不见（图15-2、图15-3、图15-4）。

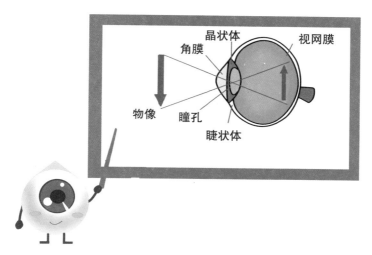

图15-2　眼球横切图

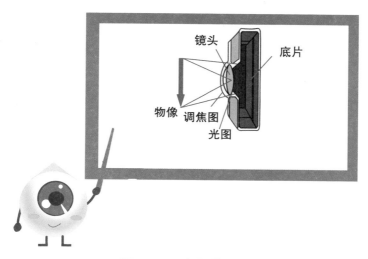

图15-3　照相机横切图

119

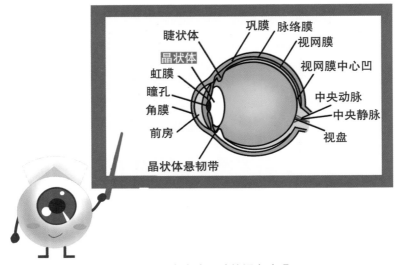

图15-4 白内障导致的视力障碍

二、为什么会得白内障?

除外伤性白内障、放射性白内障、先天性白内障、糖尿病性白内障等有比较明显的病因外,白内障形成可能与多方面因素有关,过程相当复杂。迄今常见的老年性白内障发病机制尚未完全揭示,可能与老化、长期过度紫外线照射、遗传因素、营养不良等有关。

三、怀疑得了白内障,该怎么做?

如果怀疑自己患了白内障,可到眼科门诊进行检查,眼科医生会进行相应的检查并进行初步评估。如果确诊为白内障，要进一步做相关检查，查看是否能够进行视力矫正，根据检查结果制定进一步的治疗方案。如果晶状体混浊不严重，可采取保守治疗，但若晶状体混浊比较严重，建议采取手术治疗。

 四、白内障日间手术后注意事项有哪些？

（一）术后当天注意事项

术后当天尽量多休息，避免猛低头、咳嗽。不要特殊忌口，如果大便干燥，需要服用润肠通便的药物。避免过度用力及抬重物。出现眼红、刺痛流泪、异物感、眼睑淤血等，都属于正常现象，但如果发生明显眼胀痛、恶心、呕吐，应立即请医生给予相应处理。

（二）术后第一天注意事项

摘纱布，并按医嘱点消炎眼药水。不可擅自停用眼药水，也不可擅自多滴。擅自停药可能造成感染发炎，擅自加药可能造成角膜刺激症状加重。要根据医嘱调整眼药水的用法和用量。

（三）术后2周内注意事项

不要猛低头、甩头。如果植入的是散光型人工晶状体，不能剧烈活动及揉搓眼睛，避免人工晶状体散光轴旋转。可以适当出门散散步，但不要跳广场舞等。在室外如有怕光现象，可以戴墨镜。部分白内障较重的患者术后头几天会因角膜水肿而视物不清，这是正常现象。遵医嘱用药，水肿会逐渐消退。

（四）高度近视的白内障患者注意事项

术前高度近视的患者，刚做完一只眼睛的白内障手术后，双眼会有明显的屈光参差，有时会有立体感差，甚至眩晕等表现。需要注意倒热水时别溅出烫伤，上下楼梯别踏空摔伤，可以尽快计划第二只眼睛的手术。

（五）按医嘱定期复查

术后1周、1个月、3个月门诊复查，检查人工晶状体的位置、眼压等，查看有没有发炎、散光晶状体有没有旋转等。如果发现异常，需要调整用药，进行相应的处理。

（六）术后3个月内的注意事项

一般术后3个月是人工晶状体位置最稳定的时候，必须进行验光检查，必要时配一副眼镜（根据个人情况验配近视镜或老花镜），以达到最佳视觉效果。如果只做了单眼，可能会出现双眼视物颜色不一致的情况。手术眼视物更鲜艳，未手术眼视物偏黄、偏暗（图15-5）。这是正常现象，过一段时间机体就会适应。植入多焦点人工晶状体的患者，远视力往往恢复很快；越年轻的患者，近视力恢复速度越快，96%的患者术后1~3个月恢复近视力。

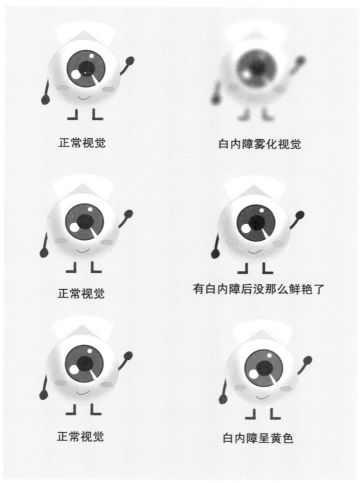

正常视觉   白内障雾化视觉

正常视觉   有白内障后没那么鲜艳了

正常视觉   白内障呈黄色

图15-5 白内障导致的视觉障碍和眼球外观变化

（七）术后用眼卫生及防护

术后部分患者有干眼症状，使用人工泪液类的眼药水补充泪液后，可在一定程度缓解。不要长期使用电子产品或阅读书刊等，以免引起眼酸、眼胀等眼疲劳症状。术后需注意调节好近距离用眼的时间，多向远处望一望，使眼睛得到放松。

 ## 五、白内障日间手术治疗的误区有哪些?

1. 白内障不用手术，药物治疗即可。

手术治疗是目前最安全有效的治疗手段。药物治疗老年性或其他白内障一直是国内外研究的热点，也是众多患者的梦想，但虽然经过多年的研究，仍未发现能真正治愈白内障的药物。不少患者和家属盲目听信一些白内障治疗药物的虚假宣传，长时间使用该类药物，不但增加了经济负担，而且没有效果，甚至延误了病情。选择保守地滴眼药水，对去除白内障是毫无帮助的。白内障手术则是摘除浑浊晶状体并植入人工晶状体。

2. 白内障要等到成熟（完全看不见）时才能手术。

这是一种陈旧传统的说法，因为过去进行白内障手术时是采用囊内摘除法，也就是把整个浑浊的晶状体摘除，没有在显微镜下操作，也没有人工晶状体的植入，所以要等白内障完全成熟变硬变白才能手术。

现在不必等到患者看不见时才手术，而是根据患者的不同需要在不同时间手术。对视力要求较高的患者，可在视力下降至0.5左右进行手术；而对已退休和对视力要求不高的患者，一般在视力0.3左右时进行手术。如果白内障进展至过成熟时期，可能诱发葡萄膜炎。另外，视力不是衡量视觉质量受影响程度的唯一指标，有不少患者因为对比敏感度下降，看东西灰蒙起雾，甚至在视力0.8左右就进行手术。术后一些患者还会说："早知道能看见这么清晰的世界，就应及时到医院检查，及时手术。"

简而言之，只要检查诊断为白内障，同时生活质量受到影响，就可以考虑手术。

3. 晶状体最贵的最好。

选择晶状体要从以下三个方面来考虑。

（1）根据预算决定价格（患者及家属决定）。

（2）根据自己的生活习惯决定看远还是看近，现在进行白内障手术后可以不戴眼镜看清远距离、中距离、近距离的物体，即获得全程视力（患者及家属决定）。

（3）主刀医生根据患者具体情况选择一款适合患者的人工晶状体。

4. 做了白内障手术，视力一定能恢复如初。

白内障手术就像更换镜头。但照相机照出照片的好坏除了与镜头有关，照相机内的很多部件也会影响照片质量。如果患者除了有白内障，还有青光眼、眼底病等眼部疾病，就好像照相机的底片等还有问题，这样即使"更换了镜头"，进行了白内障手术，由于"底片有问题"，术后视力也不一定能够提高。

5. 术后一定还会再得白内障。

白内障手术后患者可能会再患白内障。因为支撑人工晶状体的囊膜若混浊，有可能发生后发性白内障，需要在门诊进行激光治疗。

后发性白内障的发生取决于年龄、术后炎症反应程度及控制情况、是否有基础疾病（糖尿病等）或眼部疾病（葡萄膜炎等）。3岁以下的患者100%会再患白内障。50岁以后，2年内约有20%的患者可能出现后发性白内障。可以激光治疗，绝大部分无需手术。

（成俊　泽绒他机　李慧）

第十六章
输尿管结石日间手术

输尿管结石是一种"不鸣则已，一鸣惊人"的疾病。

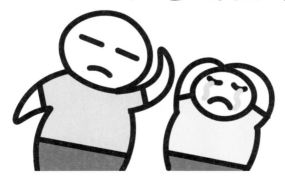

喝热水，喝热水，天天就知道让我喝热水！

有过结石发作的患者都知道，一旦结石发作，十分"酸爽"。有些人会疼得满地打滚，甚至普通的镇痛药都难以缓解输尿管结石带来的肾绞痛。输尿管结石不仅是引发痛不欲生的肾绞痛的罪魁祸首，更有甚者，因为尿源性脓毒血症这种罕见而危重的结石并发症住进了ICU病房，甚至失去了宝贵的生命。我国是世界上三大结石高发区之一，南方是我国结石发病的重灾区。

 一、什么是输尿管结石?

简单理解就是，当肾结石"掉"进输尿管，就产生了输尿管结石，一些直径比较小的结石，可能经输尿管、膀胱、尿道排出。但当结石较大，或是其"行进"路途遇到狭窄处，就常常会导致难以忍受的一侧腰部疼痛。但是不一定所有结石都会引起疼痛。

 二、得了输尿管结石，就一定要"挨一刀"吗?

并非所有结石患者都需要手术治疗，一般认为，对于一些无症状、未梗阻的结石患者，可以采取密切随访的方式。对于无症状、无梗阻的肾结石及直径小于5毫米的输尿管结石患者，可以采取药物治疗（图16-1）。除了一些广谱的促排石药物，针对不同类型的结石，医生还有不同的对症治疗用药方案。解铃还须系铃人，与药物同等重要的是纠正易发因素，诸如饮水、饮食等。

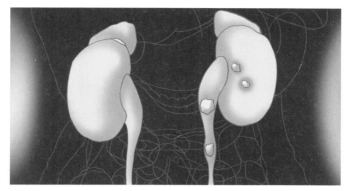

图16-1　输尿管结石的大小

简单地说，对于一些较小，患者有望自己努把力排出的结石，可以通过保守治疗，即药物治疗解决问题。如果自行排出无望，就要依靠一些手术方法——"入门"级别的是体外冲击波碎石术。但如果位置不合适，或多次冲击波碎石失败，就要考虑"初阶"治疗，即输尿管镜碎石取石术，这是目前日间手术治疗结石的最常见术式。

 三、结石很小，可以进行日间手术吗？

既然输尿管结石日间手术这么方便，那所有输尿管结石患者都能通过日间手术快速解决疼痛问题吗？非也。实际上，只有一些经过严格"挑选"的患者才能进行日间手术。一般认为，患者一般情况良好，无重大基础疾病是最基本的条件。当然，身体是否良好要通过入院前的术前检查和麻醉评估决定，而不是自我感觉。尽管年龄也是筛选日间手术患者的条件之一，但现在年龄范围正在逐步放宽，高龄逐渐成为相对禁忌而非绝对禁忌。

简单来说，就是满足麻醉条件、需外科手术处理、预计一期手术、无感染或梗阻的单发小负荷输尿管结石患者可进行日间手术。

 ## 四、输尿管结石日间手术治疗的误区有哪些？

1.术后不观察1天就出院，不安全。

日间手术在发达国家已经相当成熟，甚至一些难度系数极高的泌尿外科手术，例如机器人辅助腹腔镜下前列腺根治术，也被列为日间手术的"白名单"。在我国，日间手术开展得较晚，但有严格的准入制度，不仅表现为对患者及病种有着严格的限制，还有本专业领域年资高、有丰富手术经验的手术医生、麻醉医生以及护理团队为患者保驾护航，从患者身体状况的评估，到麻醉方案的选择，整个手术过程及术后护理，每一步均由相当专业的人员把关，保障医疗安全。

2.得了结石一定会痛。

许多患者因为疼痛而发现结石。然而，肾结石不痛比痛更可怕。引起肾绞痛的一般属于小结石，尤其是输尿管结石，主要是因为身体为了促进结石排出，输尿管蠕动致使肾绞痛。但随着梗阻时间的延长，梗阻部位会因积水而扩张，疼痛会逐渐地缓解。这种情况下可能不会出现强烈的腰痛不适。但随着肾积水的加重，有滤过功能的肾皮质越来越薄，多的积水会引起肾功能下降，可能导致错失最好的治疗时机，乃致结石侧肾功能完全丧失。这种并发症对于孤立肾患者尤其危险。因此，肾结石不痛比痛更可怕！同时，疼痛不是上尿路结石的唯一表现，一些患者还表现为肉眼血尿，这时候就要和另外一些疾病加以鉴别，例如膀胱癌等。

3. 放了输尿管支架后出现腰痛、血尿，是结石没打干净。

一般情况下，无论是日间手术还是非日间手术，术后都会在患者体内留置输尿管支架，也就是"双J管"（图16-2）。在一些情况下，例如有输尿管狭窄的患者，还会在结石术前预置输尿管支架。输尿管支架一端在膀胱，一端在肾盂，起到引流积水、预防输尿管狭窄、利于残留碎石排出的作用。输尿管支架一般放置4周左右，在局部麻醉下拔除。在这段时间，常常有患者在运动后出现血尿、腰痛的症状，这是由于输尿管壁属黏膜较为娇嫩，体内的管子与输尿管壁发生摩擦，若为少量出血，大可不必担心。为了防止出血，一般建议患者在安置输尿管支架期间控制运动量，最好每天步数少于10000步。另外，也不建议输尿管结石患者术后进行比较剧烈的运动。而多饮水是适用于所有结石患者的。

输尿管支架是有保质期的。患者需遵医嘱按时拔除，若将输尿管支架遗忘在体内，支架作为异物会促进结石产生，导致拔管

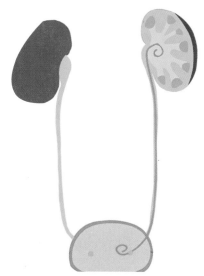

图16-2　输尿管结石术后留置输尿管支架

困难甚至损伤输尿管。目前也有一些地方开展"无管化"输尿管结石手术，即在输尿管软镜术后不留置输尿管支架。这种无管化的方式并不增加术后并发症发生风险，还能减少输尿管支架引起的不适感。

4.结石打干净了，就一劳永逸了。

一些患者认为输尿管结石手术是一劳永逸的事，殊不知，若术后不及时改变生活习惯，结石很可能再次复发。为了预防再次经历结石的痛苦，建议广大"石友"对照结石病因，争取做到"治未病"。

影响输尿管结石发病的因素很多，除了年龄、性别、种族，所处的环境也是重要的因素。比如环境温度过高时，若不及时增加饮水量，结石很可能会找上门，这就是夏天结石发病率升高的原因之一。除此之外，饮食习惯也是影响结石发病的因素之一。这就是为什么一些成分的结石发病会出现家族聚集性。"民以食为天"，在临床上常有结石患者不知哪些能吃，哪些不能吃，左右为难。结石患者可以喝适量牛奶，虽然牛奶中有大量钙质，是结石的主要成分，然而如果不能及时补充这些钙质及营养物质，不但会导致营养不良，机体还会通过激素的作用把骨骼中的钙吸收到血液中，反而更容易生成结石。酿造啤酒用的麦芽中含有钙、草酸、嘌呤、多肽链等化学物质，这些化学物质相互作用最终会使尿酸浓度升高，是形成结石的重要原因。另外，浓茶中含有的草酸也会促进结石生成。除了食物，一些特殊的药物本身成分和（或）其代谢过程、一些局部解剖因素，例如尿路感染、梗阻、异物，也是结石生成的诱因。胱氨酸结石是目前已知的唯一与遗传因素有关的结石。

一句话总结：管住嘴，多喝水。

（魏武然　李丽　殷宇）